三阶梯疗法
治疗胆石症

黄万成　宗晓梅　编著

中国中医药出版社

·北京·

图书在版编目（CIP）数据

三阶梯疗法治疗胆石症／黄万成，宗晓梅编著．－北京：中国中医药出版社，2016.1

ISBN 978-7-5132-3021-6

Ⅰ．①三… Ⅱ．①黄… ②宗… Ⅲ．①胆道疾病－结石（病理）－中西医结合疗法 Ⅳ．① R575.605

中国版本图书馆 CIP 数据核字 (2015) 第 316838 号

中 国 中 医 药 出 版 社 出 版
北京市朝阳区北三环东路 28 号易亨大厦 16 层
邮政编码 100013
传真 010 64405750
廊坊市三友印务装订有限公司印刷
各地新华书店经销

＊

开本 880×1230 1/32 印张 4.5 彩插 0.75 字数 129 千字
2016 年 1 月第 1 版 2016 年 1 月第 1 次印刷
书号 ISBN 978-7-5132-3021-6

＊

定价 28.00 元

网址 www.cptcm.com

《三阶梯疗法治疗胆石症》
编写名单

主审　宗希凤

编著　黄万成　　宗晓梅

协编（按姓氏笔画排序）

马丽倩　　冯立凤　　刘多利　　张振娟

陈　静　　郑乃英　　宗　鹏　　宗晓敏

徐志忠　　郭淑清　　韩月辉　　潘志伟

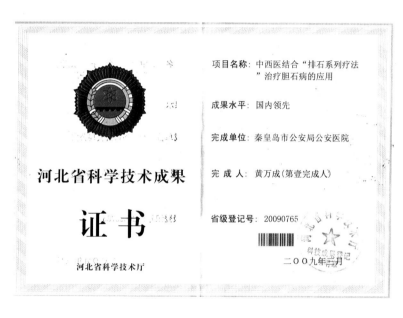

河北省科学技术成果证书

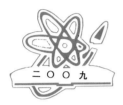

秦皇岛市科学技术进步奖

证 书

证书编号: 2009327-02

项目名称: 中西医结合"排石系列疗法"
治疗胆石病的应用

奖励等级: 三等奖

获奖者: 宗希凤

为表彰秦皇岛市科学技术进步奖获得者,特颁发此证书。

评审委员会主任 华丁印志 章

秦皇岛市科学技术进步奖
评审委员会

二〇〇九 年 月 日

秦皇岛市科学技术进步奖证书

优秀论文证书

宗希凤同志:

    您的论文《   中西医结合治疗急性重症胆管炎6例   》经中国医学科学院北京协和医院急诊科审核同意,于**2009**年 3月 27日至 3 月 30 日在北京举办的"2009年全国急诊新技术推广及技能培训班"上进行学术交流宣读,特颁此证。

二○○九年 三月 三十 日

全国急诊新技术推广优秀论文证书

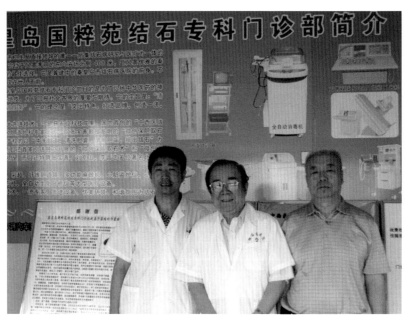

宗希凤院长（右一）、黄万成院长（左一）与张宝善教授（中）合影

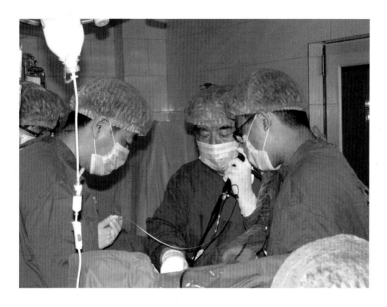

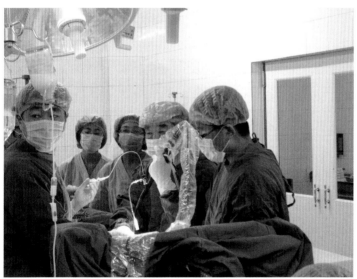

张宝善教授（上图右二，下图右二）参与会诊手术

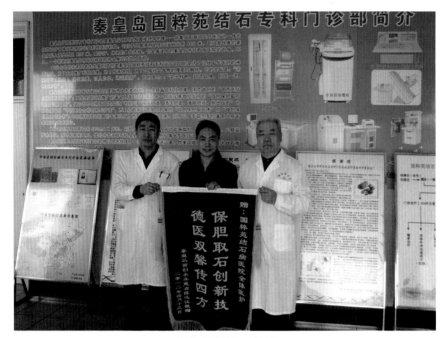

患者赠送锦旗留影

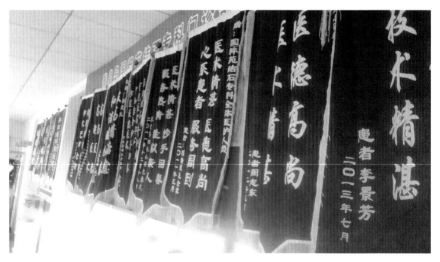

患者送给医院的锦旗展示（部分）

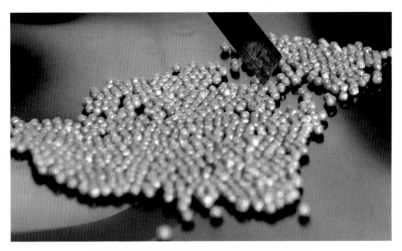

患者张怀仁保胆手术取出的792枚结石

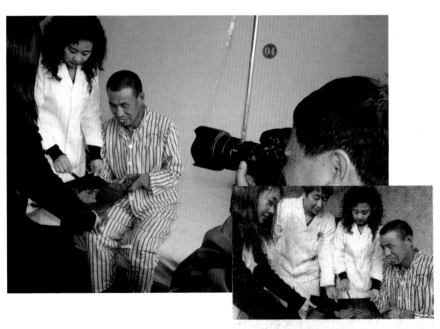

近日，记者从我市国粹结石专科门诊部获悉，一项命名为"微创保胆取石术"的新兴手术方法被引入我市，成功地从内蒙古患者张怀仁胆囊内取出了792颗形状如珍珠的结石。

本报记者赵爱田摄

秦皇岛日报2012年11月30日对"微创保胆取石术"的报道

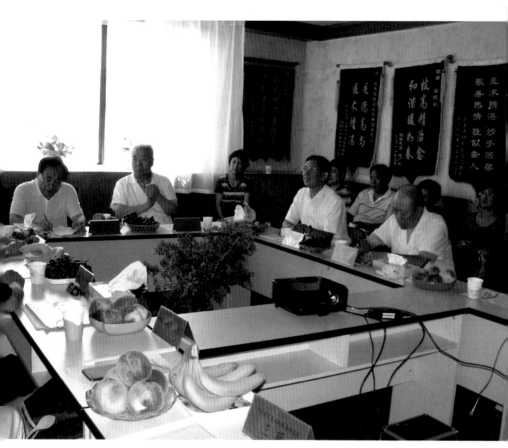

有关领导参加的医生与患者座谈

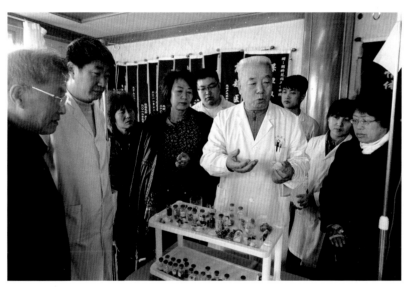

宗希凤院长在给同道讲课

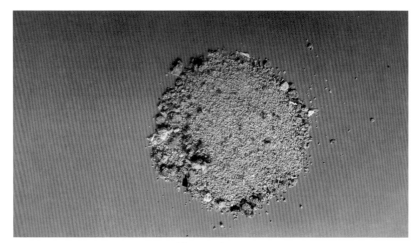

结石照片图1

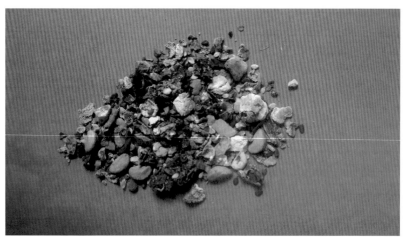

结石照片图2

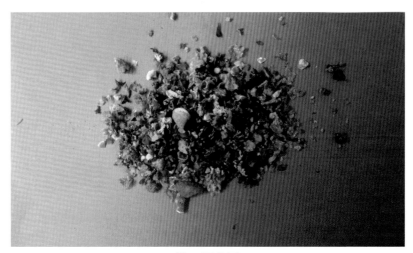

结石照片图3

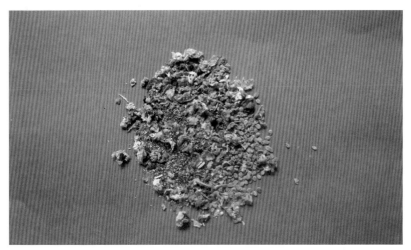

结石照片图4

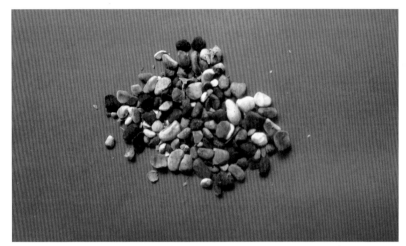

结石照片图5

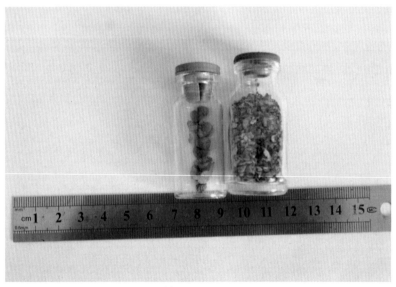

结石照片图6

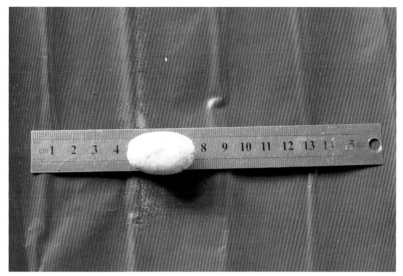

结石照片图7

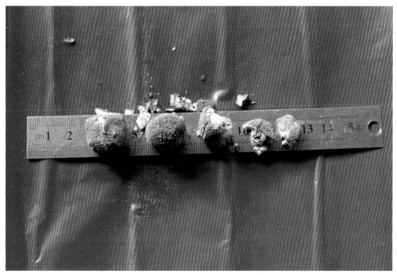

结石照片图8

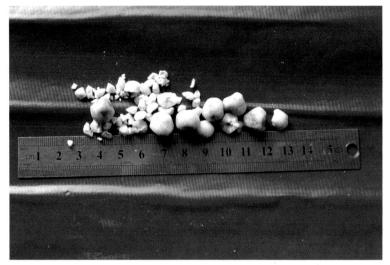

结石照片图9

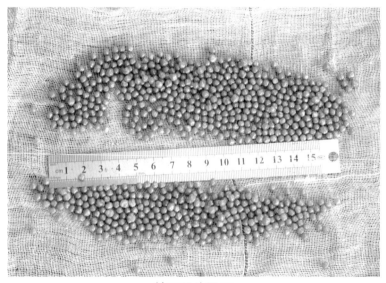

结石照片图10

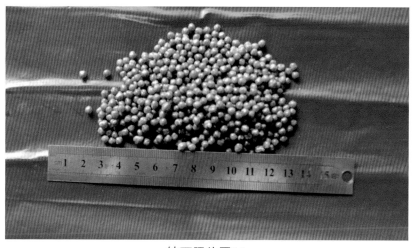

结石照片图11

序

　　胆石症是常见病、多发病，也是难治病，给病人带来了许多痛苦。近年来，我国采用中西医结合治疗胆石症取得了一些研究成果和较好的临床疗效，涌现出了一批专科学科带头人，为广大患者解除了病痛。

　　宗希凤教授读经典，拜名师，结合多年临床经验，提出了"中西医结合排石系列疗法""体外冲击波碎石术""微创保胆取石术"三项综合治疗技术，实现了清除结石、保住胆囊的临床治疗效果，他将多年总结出的理论和临床经验，概括为"三阶梯治疗方法"。

　　为便于与广大同行交流，进一步提升完善这些理论，宗希凤教授和他的第二代传人黄万成、宗晓梅等用心编辑整理了《三阶梯疗法治疗胆石症》。该书共分为回顾篇、疗法篇、经验与体会篇、临床实践篇四部分。既有理论阐述，又有临床病例的总结，不失为一部具有流派特色的中西医结合诊治肝胆病的专科著作。"一花独放不是春，百花齐放春满园"，现将《三阶梯疗法治疗胆石症》一书介绍给大家，供大家交流、学习、借鉴。

国家中医药管理局副局长　于文明

2015年11月

前言

胆石症包括胆囊结石、肝内外胆管结石和胆总管结石，是一种常见病、多发病，全世界无论哪个国家、地区和民族的人都会患胆石症。

美国在2.3亿的总人口中，胆石症患者达2000万～3000万，发病率约为10%，我国胆石症发病率约为9%。

目前，对于胆石症的治疗大致分为手术治疗和非手术治疗。1882年，德国医师拉金布奇发明了胆囊摘除术治疗胆石症，从此拉开了手术方法治疗胆石症的序幕。1987年，杜波伊斯医师又发明了腹腔镜微创切胆治疗胆石症，从而把胆囊摘除术式大大向前推进了一步。其中，切除胆囊是两种手术治疗方法的核心。时至今日，手术摘除胆囊仍然占据胆石症治疗的绝对统治地位。我们必须充分肯定，130多年来胆囊摘除术解除了无数胆石症患者的痛苦，甚至挽救了无数危重患者的生命。但是，随着时间的推移，胆囊摘除术后患者消化不良、腹胀、腹泻、反流性胃炎、食道炎、胆管副损伤、胆囊切除术后综合征以及肝内外胆管结石、胆总管结石多发、右半结肠癌高发的弊端突显出来。

北京大学第一医院张宝善教授率领的科研团队历时15年攻关，发明了"微创保胆取石术"治疗胆石症的新方法，有效地克服了胆囊摘除治疗胆石症的弊端。

目前，在世界医学领域，胆囊摘除仍然十分普遍。但是，在我国，"微创保胆取石"的手术方法已被医者认可，患者也逐渐接受，呈现明显上升势头。

人类总在不断总结经验，有所发现、有所发明、有所创造、有所前进，因此，追求完美、创新和发展便成了人类永恒的目标。

关于非手术治疗胆石症的方法可谓历史悠久，因效果有限，不再赘述。

《三阶梯疗法治疗胆石症》一书明确提出"清除结石，保住胆囊"是治疗胆石症的最终目标，并且向大家介绍了作者及其团队两代人，历经30余年的科研与实践，发明出的"中西医结合排石系列疗法""体外冲击波碎石"及"微创保胆取石"三项技术，是实现"清除结石，保住胆囊"的三大法宝，实现了医疗、预防、保健三位一体的功效，达到了降低手术率、降低结石复发率、降低手术风险和扩大微创保胆手术适应证的目的。

经各方努力，本书得以出版，借此机会向张宝善教授致以崇高的敬意！对山东省东营市胜利油田机关医院、河北省秦皇岛市公安医院的大力支持表示诚挚的谢意！鉴于作者水平有限，编写时间仓促，如有不妥之处，敬请广大读者提出宝贵意见，以便再版时进行修订。

黄万成　宗晓梅

2015年10月

目录

胆石症治疗回顾篇..01

一、胆石症治疗方法的简单回顾.....................01

二、胆石症手术治疗带来的问题.....................02

三、胆石症手术治疗所致问题的根源.............07

三阶梯综合疗法篇..10

一、三阶梯综合疗法的概念.........................10

二、三阶梯综合疗法治疗胆石症的创新点.........11

三、关于第一阶梯——中西医结合排石系列疗法.....16

四、关于第二阶梯——体外冲击波碎石治疗.........22

五、关于第三阶梯——微创保胆取石技术...........25

六、三阶梯综合疗法治疗胆石症的流程.............25

七、胆石症病人的管理.............................27

八、三阶梯综合疗法治疗胆石症的优势.............33

胆石症治疗经验与体会篇..............................46

中西医结合治疗急性重症胆管炎6例.................46

中西药结合治疗胆石症408例.......................52

"三阶梯"综合疗法治疗急性胆囊炎 56 例 55

三阶梯综合方法治疗老年胆石症 25 例 58

中西医结合、内外科结合治疗胆囊结石充满型 46 例 62

中西医结合治疗胆源性胰腺炎 10 例 68

中西医结合治疗非结石性胆囊炎 12 例 71

中西医结合治疗肝胆管结石 133 例 74

二阶梯综合疗法治疗肝外胆管结石 84 例 79

体会：关于防治微创保胆取石术结石复发的建议 83

临床实践篇 88

一、急性结石性胆囊炎病例 88

二、慢性结石性胆囊炎病例 94

三、"非结石性胆囊炎"病例 98

四、关于胆囊切除术后复发结石的病例 100

五、肝内外胆管结石、胆总管结石病例 104

六、急性梗阻性化脓性胆管炎病例 109

七、75岁以上老年性胆石症病例 118

八、胆源性胰腺炎病例 127

九、胆囊结石充满型病例 133

十、微创保胆取石复发结石病例 138

胆石症治疗回顾篇

一、胆石症治疗方法的简单回顾

胆石症包括胆囊结石、肝内外胆管结石和胆总管结石，是一种常见病、多发病。全世界无论哪个国家、地区和民族的人都会患胆石症。有资料显示，在美国2.3亿人口中，胆石症人数高达2000万～3000万，发病率约为10%。我国胆石症的发病率约为9%。

胆石症可能与人类的历史一样古老，长期以来，人类饱受胆石症的折磨与摧残。同时，中西医也在不断探索治疗胆石症的有效方法。

1867年，一位外国医生为一位腹部肿物患者施行剖腹术时，对胆囊中的结石实施了切开取出术后缝合胆囊，取得了良好效果。但后来，在行此手术的病人中，发现结石的"复发率"竟高达50%～80%，于是这种手术被迫放弃。1882年，德国医师Langenbuch成功完成了第一例胆囊切除手术，从此拉开了切除胆囊治疗胆石症的大幕。Langenbuch认为：用切开胆囊取出结石的方法治疗胆石症不彻底、极易复发。因此提出"胆囊结石应该切除胆囊，不仅因为它会有结石，而且因为它还能生长结石"，这就是著名的"温床学说"。130多年以来，开腹胆囊切除术已经是一种非常经典、规范的外科手术，成了治疗胆石症的金标准，直到今天，在胆石症的治疗中仍然占据着统治地位。

1987年，腹腔镜微创胆囊切除术开始兴起，在不到30年的时间里，已经占据了胆囊切除术治疗胆石症的半壁江山。腹腔镜微创切胆术的产生是胆囊切除术的一个巨大飞跃，尽管这两种术式有很大区别，但是两者的共同目的就是摘除胆囊。

一个多世纪以来，胆囊切除术不知道挽救了多少人的生命，更

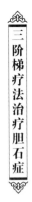

不知道它使多少人摆脱了胆石症病痛的折磨，其卓著的功效，已经得到了广大医务工作者及广大胆石症患者的认可。

但是，随着时间的流逝，胆囊切除术后的各种弊端也逐渐显现，并不断被广大医务工作者发现和认识。

1992 年，北大医院张宝善教授在全国率先开展微创保胆手术的研究和探索。历时 15 年终于得出结论：微创保胆取石后疾病的复发率在 2% ～ 7%，远远低于旧式的保胆手术。"微创保胆手术"自 2007 年正式推广以来，已先后召开了四次全国性会议。目前，全国已有超过 500 家医疗单位开展此项手术，为胆石症患者实现"保胆"治疗胆石症做出了贡献。

此外，还有纤维胆道镜取石技术和纤维十二指肠镜技术，不过，它们只是外科治疗胆道结石的辅助手段，而以体外碎石技术、溶石技术以及中西医结合的总攻排石疗法为代表的多种非手术治疗胆石症的方法，随着时间的流逝，也都因为遇到某种困难而逐渐淡出人们的视野。

二、胆石症手术治疗带来的问题

1. 切除胆囊治疗胆石症，首先是使患者丢失了重要脏器——胆囊

切除胆囊治疗结石症，使患者丢失了一个重要的脏器。因为胆囊不仅仅是人们认为的一个只能盛装胆汁的简单的器官，它具有很复杂的生理功能，是体内一个十分重要的消化器官和免疫器官。

（1）胆囊的储存功能

肝脏的细胞每天分泌 800 ～ 1000mL 的胆汁，这些胆汁除了与在进餐时分泌的胆汁直接进入肠腔以外，几乎全部都要通过胆囊储存起来，并在需要消化的时候，再由胆囊排出，因此胆囊被称作"胆汁仓库"。

（2）胆囊的浓缩功能

每天流进胆囊的金黄色碱性肝胆汁中的大部分钾离子和电解质，均由胆囊黏膜吸收返回到血液中，留下胆汁中的有效成分储存在胆囊内，并且变成棕黄色或墨绿色呈弱酸性的胆囊胆汁。

（3）胆囊的分泌功能

胆囊黏膜每天能分泌 20mL 的白色液体，这些稠厚的黏液，可以保护胆道黏膜不受浓缩胆汁的侵蚀和溶解。

（4）胆囊的排空功能

在进食 3 ～ 5 分钟后，食物经过十二指肠，刺激十二指肠黏膜，产生一种胆囊收缩激素，使胆囊收缩，将胆汁立即排入十二指肠内，以助脂肪的消化和吸收。一般来讲，进食含脂肪的食物半小时，胆囊即可将储存于其内的 30 ～ 60mL 浓缩胆汁全部排空。

（5）胆囊的免疫功能

胆囊每天分泌的 20mL 白色液体，富含免疫球蛋白（IgA），IgA 在胆汁中的主要作用是清除抗原，保护胆道黏膜，部分 IgA 随胆汁进入肠道中，成为肠道里 IgA 的主要来源，它具有保护肠道黏膜不受化学及生物因子侵犯的作用。当缺少 IgA 时，可以引起小肠防御功能缺陷，出现感染性腹泻、感染性腹水及消化道来源的败血症。由此可见，胆囊是具有保护抗体作用的主要器官，这对于维持胆道系统和肠道的免疫防御具有重要意义。

（6）调节胆道系统压力的作用

胆囊凭借自身有节律的收缩和松弛保持着胆道系统的正常压力。在非进餐消化的时间里，肝脏分泌的胆汁可以顺利地流进处于松弛状态的胆囊，从而避免了胆道系统压力的不正常升高，防止了肝内外胆管胆汁淤滞现象的发生。与此相反，在进食和消化的时间里，胆囊有规律的收缩使胆道压力明显上升，在这种有规律的压力调节下，奥迪括约肌开放，使浓缩胆汁大量流入十二指肠腔内发挥消化作用，同时也将寄存在胆管中的细菌排入肠腔，最后排出体外。

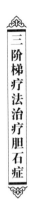

在对胆囊这个器官的各种重要作用有了一定了解和认识后，胆囊切除后产生的各种不正常现象也就不难理解了。

2. 切除胆囊治疗胆石症存在弊端

(1) 消化不良，腹胀腹泻

由于胆汁排放的正常生理规律被破坏，特别是当急需大量胆汁帮助消化时，体内已无胆囊应答，更无储备胆汁相助，所以导致部分患者进食高脂饮食后发生脂肪泻，成为内科难治杂症。

(2) 产生反流性胃炎和食道炎

由于胆囊切除，导致胆汁由间歇性和进食有关的排泄变成了持续性排泄入十二指肠，造成反流入胃的机会增多，产生胃和食道反流性炎症。

(3) 发生肝内外胆管、胆总管结石的概率增高

因肝内外胆汁淤滞，导致结石发生的概率上升。

(4) 胆管损伤

胆囊切除手术损伤胆管，是术中较常见的严重并发症之一。若术中未及时发现或处理不当，将造成严重后果。统计表明，胆囊切除术造成胆管损伤的概率为 0.18% ~ 2.3%，且有一定的死亡率。黄志强院士多次强调："作为一名普外科医生，您就无法回避胆管损伤问题；您就永远无法淡忘胆管损伤病人的那种绝望和痛苦的面容；您就无法忘记您术式做尽，进退维谷的尴尬境地。"与切胆取石的方法相比，保胆取石和非手术疗法避免了悲剧的出现。

(5) 胆囊切除术后综合征

胆囊切除术后综合征是由于胆囊切除后胆道压力增高以及免疫功能紊乱所造成的，临床治疗甚为困难。

(6) 胆囊切除术使结肠癌发病率增加 4 倍

胆囊切除术后初级胆汁大量进入肠道，在肠道细菌的作用下，产生大量次胆酸，导致结肠癌高发。

3. 对肝内胆管结石的治疗不能得心应手

肝内胆管结石是指肝总管分叉以上的胆管内结石。肝胆管结石的主要成分是胆红素钙，由于胆红素代谢异常，导致胆汁中未结合性胆红素钙升高，加上胆道梗阻、狭窄所致的胆汁淤滞而形成泥沙样结石。但目前胆管内胆固醇结石的发生率明显增高。由于结石广泛分布在整个胆道系统，包括胆囊与肝内外胆管中，手术时难以完全清除，手术治疗后残留结石率仍高达 30% 以上，故本病的治疗仍远未从根本上解决问题，且部分病例因为复杂而成难治之症。肝内胆管结石的治疗是摆在医生面前的一道难题。

4. 对急性梗阻性化脓性肝胆管炎手术治疗是不得已而为之

急性梗阻性化脓性肝胆管炎是急性梗阻性化脓性胆管炎的一种特殊类型，是肝胆管结石和狭窄常见的严重并发症，是良性胆道疾病导致死亡的主要原因。由于胆管梗阻、胆汁淤滞而发生炎症，胆汁化脓，病情发展迅速，大量毒素及细菌入血，病人会中毒、休克。因此，必须马上手术，解除胆管梗阻，进行胆管减压和引流胆道，即使是现在的手术技术水平，死亡率仍高达 50% ~ 70%，幸存者还需再次手术治疗。

5. 肝外胆管结石的手术治疗存在隐患

肝外胆管结石主要指肝总管和胆总管内的结石，分为原发结石和继发结石两种。对于肝总管及胆总管上段的原发结石，通过手术方法取尽结石后仍有很高的结石复发率，应该说目前的治疗方法和治疗效果不甚理想。通过 ERCP 等腔镜技术治疗胆总管下段结石打开了奥迪括约肌这个十分重要的门户，有统计表明，切开奥迪括约肌，菌胆症的发病率为 88% ~ 100%，为以后继发感染性疾病埋下了伏笔。

6. 对胆源性胰腺炎的手术治疗力不从心

有人说胰腺像一只猫咪，它睡着的时候温柔，一旦醒来，猫咪就变成了大老虎，急性出血性坏死性胰腺炎就是猫咪变成的大老虎。

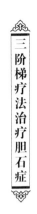

胆源性胰腺炎是急性胰腺炎中最常见的类型，占急性胰腺炎发病的80%以上，也是急性出血型坏死性胰腺炎的主要病因。

目前，对急性胰腺炎的治疗主张采取非手术治疗，而手术方法治疗的指征只限于胰腺坏死并感染。

传统非手术疗法的基本原则是防止休克，改善循环，抑制胰液分泌，控制感染，清除炎性介质和细胞因子，支持营养，以及防止各系统器官功能紊乱、衰竭等。

由于上述各种综合治疗措施对清除梗阻在胆胰管或瓦特壶腹中的结石缺乏根本性的治疗效果，因此，这种非手术治疗方法在某种意义上讲是一种消极等待的保守方法。这种方法不能有效阻止和纠正胆源性胰腺炎由急性单纯性水肿型胰腺炎向出血性坏死型胰腺炎前进的步伐，最终导致坏死感染的悲剧发生，最后不得不采取手术和再手术、多次手术，以达到挽救病人生命的目的，这是一种死亡率达35%以上的很凶险的疾病。如果有一种治疗方法能够迅速排除胆道中梗阻的结石，那就可以取得釜底抽薪的治疗效果，也能在终止胰腺炎病情发展的道路上起到四两拨千斤的神奇疗效。

7.降低保胆手术的复发率

既往的保胆取石术，由于无内镜技术的帮助，是盲人取石，不可能取净结石，导致结石"复发率"极高。

然而，从1992年至2007年，北京大学第一医院张宝善教授的科研团队开展了新式微创保胆手术的研究，终于破解了"复发率"高的原因——把残石率误认为是结石复发率。

现代内镜微创保胆取石术是用纤维胆道镜进入胆囊，进行全方位检查和治疗，可以做到完全彻底地取净结石，复发率为2%～7%，远远低于旧式原始的保胆取石术。

近年，随着微创保胆取石术的推广和开展，手术适应证放宽，但由于胆囊慢性炎症无法根除，导致微创保胆取石术的结石复发率有所上升，这对顺利推广此项技术造成了一定的影响和妨碍。

特别是微创保胆手术后引发重症化脓性胆管炎的病例也时有发生，这对于手术的推广无疑是一种阻碍，必需引起医务工作者的高度重视。

8. 胆石症的手术治疗存在一定风险

手术治疗胆石症、胆囊炎是目前腹部外科最常见的手术之一，全世界每年有数百万的病人要做这种手术。但是手术治疗也不是十分理想的治疗方法，有的术后还会产生并发症，并且仍有 $0.5\% \sim 3\%$ 的病死率，特别是因病情突然恶化而被迫施行手术者，病死率更高。一般来说，患者年龄、手术时机以及是否同时患有慢性疾病，对手术疗效的影响十分明显：年龄越大，手术时间越晚，患慢性疾病越多者治疗效果越差。另外，术后感染、麻醉意外等也增加了手术治疗的风险。我国著名医学外科专家付培彬主任生前就明确指出："患胆结石的病人太多，不是我们外科医生一把刀就能解决问题，真正治疗这个病的不是手术。"因此，我们应该以创新精神努力探讨治疗胆石症的新途径。

三、胆石症手术治疗所致问题的根源

我们在质疑手术方法治疗胆石症的同时，应该充分肯定手术治疗的历史成就，手术治疗功不可没。但是，我们必须正视前进中的问题。创新与发展永远在路上，永远不会停止，在科学的道路上只有新高峰，永远没有顶峰。

对于面临问题的根源，我们认为主要有两方面的原因：其一，胆石症本身的复杂性给治疗造成困难。如肝内胆管结石本身就难以彻底治愈，有很高的残石率和再手术率。其二，手术治疗方法本身不尽合理，机体本身和自然环境一样，讲究平衡和稳定，"阴平阳秘，精神乃治"。手术治疗在某种意义上讲是一种破坏，通过这种破坏让机体应用自身保护能力实现并达到新状态下的新平衡。自然生态的平衡遭到破坏，导致人类受到气候变化的惩罚；人体受到破坏，必

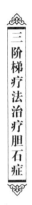

然造成一定的并发症和后遗症。

1. 手术切胆治疗胆石症，使病人失去了胆囊

身体的"原生态"遭到破坏，内环境的稳定性必然受到影响，从而失去了自身原有的平衡和稳定。由于人体胆囊的各种功能彻底丧失，特别是调节胆道压力的功能丧失，一方面造成胆道瞬间收缩压力不足，使奥迪括约肌开放受阻，发生术后综合征；另一方面，胆道压力长期处于增高状态，造成肝内外胆管、胆总管胆汁停滞和淤滞，造成术后胆道结石的多发。

2. 胆囊炎症难以治愈

胆囊结石和胆囊炎是姊妹病，几乎所有胆囊内有结石的病人都有慢性胆囊炎。胆囊结石病人在急性胆囊炎发作一次之后，几乎不可避免地发展为慢性胆囊炎。而目前还没有哪一种药物可以根治慢性胆囊炎，各种抗生素在慢性胆囊炎急性发作期时应用有一定疗效，但对治疗慢性胆囊炎根本无效。因此，传统观念认为慢性胆囊炎一经明确诊断，应以手术切除病变的胆囊为宜。造成这种悲剧的根本原因是胆囊本身的血液供应来自右肝动脉分支，属于末端动脉供血，血管纤细，血流量偏低。一旦胆囊出现炎症，胆囊壁水肿、增厚，胆囊壁动脉血管发生相应的变化，造成管腔狭窄，影响胆囊壁血液循环，进而形成恶性循环，使胆囊炎症经久不愈，最终必须切除。因此，积极探索治愈急、慢性胆囊炎的有效途径和方法是破解这一难题并实现取出结石、保住胆囊美好愿望的关键。

3. 着力恢复胆囊正常功能是防止胆结石复发的关键

胆囊在其功能正常、胆道无异常且处于正常生活节奏的情况下，完全具备彻底排出胆囊中胆汁的自身净化功能。胆囊炎和胆石症是导致胆囊功能下降乃至失去功能的两个主要原因。研究发现，胆囊炎与胆囊结石的关系有点类似鸡生蛋，蛋生鸡，炎症导致结石，结石又引发炎症。因此，胆囊炎常伴有结石，胆囊结石必然伴有胆囊炎。

一些胆石症患者通过各种保留胆囊的方法治疗后结石消失了，但很快又复发了，这是因为结石虽然清除了，但是胆囊的炎症没有治愈，而有炎症的胆囊可分泌一些致石物质，如某种类型的黏液蛋白，影响胆汁成分的浓缩和吸收，造成胆汁成分比例失调，胆汁稠度上升，影响胆囊排空，促进胆结石形成。另外，由于胆囊炎自身炎症没能治愈，胆囊壁收缩功能明显减弱，影响胆囊排空的主要因素没能解决，导致胆汁淤积，形成结石是必然结局。炎症是结石复发的罪魁祸首，因此，彻底清除结石和胆囊炎症，完全恢复胆囊的正常功能是防止胆石症复发的关键一环。

4. 胆囊切除治疗胆石症的手术损伤和并发症是无法回避的问题

就目前的医疗水平，切除胆囊的手术造成胆管损伤的概率仍达 0.18%～2.3%，而且还有一定的死亡率，如造成肝总管或胆总管损伤，后果将十分严重。俗话讲："刀口药再好，也不如不刺口子。"我们应该努力探索保胆取石和非手术治疗胆石症的新途径，实现清除结石、保住胆囊的美好愿望。

参考文献

[1] 张宝善. 关于胆囊结石治疗的争论——与 Langenbuch 理论商榷 [J]. 中国医刊，2007，42（5）：2～4.

[2] 朱彦辰，等. 胆囊炎胆石症防治 400 问 [M]. 北京：中国中医药出版社，1998.

[3] 陈雨强，等. 胆囊炎与胆石症 [M]. 北京：中国医药科技出版社，2009.

[4] 刘建华，等. 肝胆外科临床指导 [M]. 武汉：华中科技大学出版社，2008.

[5] 董家鸿. 胆道微创必须打响 Oddi 括约肌保卫战. 健康报，2012.9.6. 第八版.

胆石症治疗回顾篇

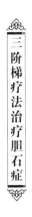

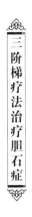三阶梯疗法治疗胆石症

三阶梯综合疗法篇

一、三阶梯综合疗法的概念

三阶梯综合治疗胆石症是指采用"中西医结合排石系列疗法""体外冲击波碎石技术"和"微创保胆取石"三项技术综合治疗胆石症的治疗方法。自 1984 年至 2000 年，我们完成了由立项、研究、应用、总结、提高的全部过程，历时 16 年的时间，三阶梯疗法的第一阶梯——中西医结合排石系列疗法研究成功。2001 年，为了进一步提高胆石症的治疗效果，我们成功开展三阶梯疗法的第二阶梯——体外冲击波碎石技术，经过 10 年的探索总结，终于发现一阶梯和二阶梯疗法的联合应用，会产生 1+1 > 2 的效果。2010 年成立结石病医院，引进了张宝善教授发明的微创保胆取石技术，成为我院治疗胆石症的第三阶梯治疗方法。于是一个综合治疗胆石症的新方法——三阶梯综合疗法治疗胆石症诞生了。

"清除结石，保住胆囊"是胆石症治疗的最终目的。三阶梯综合治疗方法是清除结石、保住胆囊的"法宝"。

人们对于中西医结合治疗胆石症并不陌生，1971 年贺瑞麟就发明了中西医结合的排石总攻疗法，将所用中药及西药对肝细胞分泌胆汁及胆囊排出胆汁的影响与机体的排胆汁规律有机地结合起来，获得了较好的排石效果。有报道显示，应用该疗法治疗 217 例肝胆管结石，总有效率为 91.2%，其中排石率为 65%，完全排石率为 27%。1984 年，全国 27 省市 62 个医疗单位应用该法治疗胆石症 4905 例，总有效率为 90%，平均 62% 排石，30% 排净，死亡率为 0.63%。遗憾的是，这项十分有效的排石疗法没能得到深入研发和大力推广。所以，时至今日，中西医结合排石疗法的发展依然缓慢，甚至处于止步不前或明显倒退的境地。

中医学是一个极其丰富的宝库，许多中草药的疏肝利胆、理气化瘀、清热解毒、通里攻下效果十分明显。中药增强肝细胞分泌胆汁的作用和促进胆囊收缩的功能特别突出，这已被国内医学界认可。"静观如树，动若江河"生动地描绘出了胆道系统生理解剖的特点，这两大特点正是中药排石的基本条件。

二、三阶梯综合疗法治疗胆石症的创新点

1.为胆石症的治疗开创了新思路

在胆石症治疗方法上，从传统的单一治疗方法"一切了之"到现在的"三阶梯"综合疗法，在治疗胆石症的领域里，实现了中医学与西医学两大派别的完美结合和无缝连接，是胆石症治疗方法的创新。

2.胆源性胰腺炎治疗的新方法

胆源性胰腺炎是急性胰腺炎最常见的致病原因。临床工作中，通常把急性胰腺炎按病情轻重的不同区分为轻型急性胰腺炎即单纯性水肿型急性胰腺炎和重型急性胰腺炎。前者通常仅有胰腺间质水肿，胰腺周围脂肪也可发生坏死，这种轻型胰腺炎可进展为重型急性出血性坏死型胰腺炎。此型胰腺炎在近一个世纪里已成为临床上的"头号凶病"。即使在当今的技术条件下，该病的死亡率仍高达35%以上。

急性胰腺炎的发病机制主要为：①胰管内的反流或阻塞造成管内压增高；②胰腺外分泌旺盛；③胰腺血液供应不足；④多种炎症介质和细胞因子参与。急性胰腺炎早期的病理生理特点是胰腺实质内的间质水肿及胰周脂肪坏死，此为急性单纯性水肿型胰腺炎即轻型胰腺炎的病理特点。随着病情的进一步发展，腺体成分和周围脂肪出现出血性坏死，成为坏死型胰腺炎。在急性胰腺炎的发生发展过程中，胰酶的过早激活是关键因素。胰蛋白酶一经激活，能使包括血管舒缓素、磷脂酶 A_2 及弹性蛋白酶等过早激活，从而导致胰腺

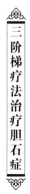

组织自身消化、出血，酶进入血液循环后导致全身血管扩张、毛细血管通透性增加，以及体液漏入第 3 间隙和发生弥漫性血管内凝血，造成心、肺、肾实质脏器功能衰竭的严重并发症。由此看来，轻型急性胰腺炎和重型急性胰腺炎只是急性胰腺炎的两个不同的发展阶段。胆源性胰腺炎的根本原因是因为结石导致胰胆管或瓦特壶腹部出现梗阻，造成胰胆管压力升高、反流，胰腺内因压力升高，血液供应不足，进而发生进一步的病理生理变化，使最初的轻型水肿型炎症逐步发展成出血性坏死型，最终引发感染，导致全身多器官功能衰竭而死亡。

中西医结合排石系列疗法的综合治疗措施，十分精确地针对结石梗阻这个疾病的症结，依据通则不痛、痛则不通的中医理论，尽快排出结石、解除梗阻、终止病情进展、促使疾病恢复，取得了立竿见影的治疗效果。这种综合治疗措施好比"釜底抽薪"，是积极的治疗方法。而目前流行的传统治疗方法，即防治休克、改善微循环、抑制胰腺分泌、控制感染、清除炎性介质和细胞因子，以及支持营养等防治各系统器官功能紊乱的非手术疗法，对消除结石这个造成梗阻的病因根本无济于事，可以用扬汤止沸来形容这种治疗方法，是一种消极的保守疗法。由于不能有效排出梗阻结石而阻止病情发展，有相当一部分病人只能在保守治疗中死去。所以，我们认为，中西医结合排石系列疗法对于胆源性胰腺炎是一种治疗理念和方法的创新与突破。目前，已治愈 50 余例（其中 1 例是胰淀粉酶达 3860U/L 的急性胰腺炎患者），无一例发展成为重型胰腺炎，具有疗程短、见效快、进食早（4 ～ 6 小时即可进食）、费用低的优点，值得进一步研究与推广。

3. 急性重症胆管炎非手术治疗的可靠办法

急性重症胆管炎也叫急性梗阻性化脓性胆管炎，即由于胆管严重的急性梗阻造成化脓性感染，是急性胆管炎进一步发展导致的更严重阶段。发病的最常见原因是胆管结石，其次为胆道蛔虫和胆管狭窄、胆管或壶腹部肿瘤、原发性胆管硬化性炎症、胆肠吻合术后、微创保胆术后以及 ERCP 或 PTC 术后等。本病发病急剧，病情进展极为迅速，除了具有右上腹痛、畏寒、高热、黄疸等所谓 Charcot 三联征外，还可伴有血压下降、精神萎靡、表情淡漠乃至昏迷等意识改变症状，即所谓 Reynolols 五联征。

患者的发热可达 39℃ ~ 40℃，脉搏细数，达 120 次/分以上，血压低至正常以下，呈急性危重面容，重度黄疸，全身皮肤发绀或皮下瘀斑，上腹正中剑突下或右上腹有压痛或腹膜刺激征，肝脏可肿大，肝区叩痛或可触及肿大的胆囊；血中白细胞升高，多在 20×10^9/L 以上，中性粒细胞升高，血小板计数降低，最低可至（$10 ~ 20$）$\times 10^9$/L；凝血时间延长，肝、肾、心、肺等实质脏器功能受损。本病是胆道疾病中最突出的急症，也是最为严重的感染性急腹症。治疗原则是紧急手术或经内镜插管解除胆道梗阻和引流胆汁，尽快降低胆管压力并积极给予全身治疗。尽管施行紧急手术治疗，但病死率仍然较高。

急性重症胆管炎最常见的病因是胆管结石梗阻引发严重的化脓性感染，引起肝内外胆管梗阻的结石大部分是胆色素结石，即使是引发胆总管梗阻的结石也多为胆色素结石，其含钙量低，质地松软易碎。由来自胆囊的混合继发的胆固醇性胆总管结石大约只占 14%。胆道系统的生理解剖犹如一棵枝繁叶茂的大树，具备较强的调节能力，能够造成如此广泛的胆道系统梗阻应该具备两个条件：一是松软的胆色素结石；二是肝胆管里稠厚的胆汁，二者缺一不可，相互作用，互为因果，恶性循环，最终导致胆道严重梗阻、细菌感染、败血症等严重后果。中西医结合排石系列疗法充分发挥了中西药的各自优势，形成强大的消炎、利胆、活血、化瘀、解痉、溶石、排石七位一体的功效。因此，在胆道中迅速降低胆汁的黏稠性，造成胆汁从涓涓溪流走向洪流的良性发展，发挥迅速排出胆汁、减低胆管压力、排除脓汁、控制感染的治疗效果。如果根据病情的需要，

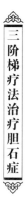

适时配合 ESWL（体外冲击波碎石术）治疗，真可谓如虎添翼，疗效神奇。

4. 破除了慢性胆囊炎无法治愈的理念

自 1882 年第一例切除胆囊手术治疗胆石症方法的诞生，这种切胆治疗胆石症的术式就成了治疗胆石症的黄金方法。它的理论根据就是"温床理论"学说，认为"胆囊结石应该切除胆囊，不仅因为它含有结石，而且因为它还能生长结石"。后来研究发现，胆囊发生结石的根本原因是因为胆囊壁的炎症造成胆囊壁增厚，导致胆囊功能下降，产生胆汁淤滞，促成胆结石形成。研究还认为，目前还没有哪一种药物可以根治慢性胆囊炎，各种抗生素仅在慢性胆囊炎发作期应用，对治疗慢性胆囊炎并无效果。因此，慢性胆囊炎一经明确诊断，应以手术切除病变的胆囊为宜。长期以来，正是在这种传统理念的束缚下，医生们才毫无顾虑地切除患有结石和慢性胆囊炎患者的胆囊。其实这是一种偏见，回顾人类医学发展的历史，我们会发现，像麻疹、天花、结核等烈性传染病，当年不是也同样被人们视为不治之症吗？就是当今曾肆虐一时的"非典""埃博拉"不也同样被征服了吗？怎么一个小小的胆囊慢性炎症就可以轻而易举地夺去一个胆囊的"生命"呢？其原因是我们对胆囊慢性炎症的研究重视力度还不够，因而还没有找到正确治愈胆囊慢性炎症的方法和有效的药物。因此，才造成切除胆囊的方法至今仍是国内外最标准的术式，占据胆石症治疗的统治地位。

传统观念认为，病人在急性胆囊炎发作一次之后，几乎不可避免地发展成为慢性胆囊炎，实际上，目前根本没有办法彻底治愈急性或慢性胆囊炎。我们追根溯源，发现由于胆囊壁是由右肝动脉分支出的胆囊动脉供应血液，这是一支十分纤细的末端动脉，在正常情况下血流就比较少，造成胆囊壁在正常情况下供血量就相对不足，使胆囊壁自身抗感染能力较低，一旦病菌侵入，迅速造成胆囊壁严重水肿。这样一来，胆囊动脉在胆囊壁水肿和自身炎症双重因素的影响下，内径更加狭窄，于是形成恶性循环，导致急性胆囊炎，产生胆囊壁坏死乃至穿孔，引发病情急剧恶化，或者即使急性炎症得到控制，也必然发展成慢性胆囊炎。

中西医结合排石系列疗法所用的自拟消炎利胆排石汤、化瘀利胆排石汤等方剂，具有较强的消炎、利胆、活血、化瘀、解痉、溶石、排石七位一体的功效。另外，在冲击治疗阶段中配合应用西制中药：舒血宁、冠心宁、银杏达莫、黄芪注射液等益气活血化瘀药物，极大地提升了肝脏功能，十分有效地改善了胆囊壁的血运状况，从而加速了胆囊壁炎症的吸收和水肿的消失，从而把胆囊壁中发生的恶性循环变成良性循环。在此治疗基础上，适时对病人进行 ESWL 治疗，这种治疗方法的目的在于预防和治疗胆石症可能发生和已经发生的胆道梗阻，以便顺利排出结石。由于双管齐下，既可以排出胆结石，又可以有效地解决胆囊壁的炎症，这样就逐渐达到了治愈急、慢性胆囊炎的目的。

5. 高龄胆石症患者的福音

胆石症是中老年人最常见的疾病之一，胆石症的发病率随年龄的增长而逐渐增高。因此，老年人中患胆石症的相当多。国外有些科学家估计，60 岁以上的老年人中有 1/3 患胆石症。老年人由于生理性退化，调节功能衰退，心脏、肝脏、肾脏和肺等重要组织器官的免疫功能、抗病能力以及代偿能力都趋于下降，因而大大削弱了对手术的耐受性。老年病人常伴随一些其他慢性疾病，如冠心病、高血压、肺气肿、慢性支气管炎、糖尿病等，一身多病，病情复杂，甚至一个脏器可以有几种疾病。如在这种体质状况下发生肝胆疾病，则病情必然复杂。由于老年人对麻醉和手术应激的适应能力明显降低，手术的危险性较一般成年人高，平均手术死亡率约为 4%，超过 65 岁的老年心脏病患者，手术死亡率是年轻患者的 2.5 倍，对于 70 岁以上的高龄老人来说，胆石症的手术风险更大。在临床工作中，经常遇到 70 岁以上的患有胆石症、胆道梗阻、胆管炎、胆源性胰腺

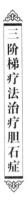

炎的危重病人，因手术风险太大而保守治疗，病情又逐渐恶化，被三级医院判定为无药可医的急危重病人，通过中西医结合排石系列疗法并配合 ESWL 综合治疗后又恢复健康，这样的情况屡见不鲜。另外，这种高龄的胆石症患者不少是做过胆囊切除术后复发肝胆管结石、胆总管结石，甚至有的已经做了胆总管探查或 ERCP 取石以及左肝外缘切除术。有上述情况的胆石症患者，病情往往比较复杂，多为重复手术治疗病人。一方面，病人对再行手术的治疗方法心存畏惧，疑虑颇多，难以接受。另一方面，我们的医生面对这种术式做尽而疗效有限的局面也会十分纠结，要面对手术无法做，保守疗法使病情每况愈下的尴尬局面。

在临床工作中，三阶梯综合治疗方法常给一些高龄危重病人带来福音。92 岁女患者，患胆囊结石、肝内外胆管和胆总管结石；89 岁女患者，患胆囊结石、胆总管结石、肝内外胆管结石、急性胆管炎；86 岁女患者，患胆石症，同时患有冠心病、心功能 2～3 级、糖尿病、肺感染、高血压等多种慢性疾病，此三例患者由于不符合手术治疗条件，采用三阶梯综合疗法获得了很好的效果，恢复了健康，这方面的病例确实不少，下文再做介绍。

三、关于第一阶梯——中西医结合排石系列疗法

中西医结合排石系列疗法依据"冲洗胆道、清洗胆囊、清除胆垢、排出结石"的理论，采用以中草药为主，西药为辅，配以特殊饮食，三箭齐发，从而达到消炎、利胆、活血、化瘀、解痉、溶石、排石七位一体的综合效应，这种疗法在各种胆石症的治疗中取得了显著效果。

（一）中医分型

按照中医学的相关知识，结合胆石症的临床症状、体征及有关辅助检查，把胆石症分为肝郁气滞型、湿热型和热毒炽盛型三型。

1.肝郁气滞型

胁肋及上腹部窜痛，胸闷不舒，善叹息，嗳气，食少纳差，舌淡，

苔黄白或白腻，脉弦或弦细无力。病人一般不发烧，血常规在正常范围。B超可见胆结石声影，相当于西医诊断隐性或无症状胆石症。

2. 湿热型

起病急，胁肋部呈持续性绞痛，可有阵发性加剧，腹部压痛明显或有局部肌紧张、墨菲征阳性，口苦咽干，发热或高热，尿少色黄，大便秘结，巩膜或全身皮肤发黄，舌红，苔黄或黄腻，脉弦滑。血常规、白细胞中度升高，肝功能轻度改变，B超可见胆囊增大，伴结石声影。西医属于胆石症、急性胆囊炎或慢性胆囊炎急性发作，或胆管结石不全梗阻。

3. 热毒炽盛型

胁肋持续剧痛难忍，右上腹或全腹硬满、拒按，或胁下触及包块，高热寒战，巩膜、皮肤深黄，小便短赤，呈浓茶或酱油色，皮肤瘙痒，精神萎靡不振，甚至神昏、大便燥结，舌质绛红或少津无苔，脉弦滑而数。血常规、血细胞重度升高，可达 20×10^9/L 以上，中性粒细胞明显升高，肝功能重度改变，胆红素明显升高，可达正常值的十几倍乃至几十倍。ALT、AST、ALP、GGT 均可明显改变，B超可见胆囊肿大明显，内见结石声影或絮状物，或有胆总管扩张、肝内胆管扩张等相应改变。西医多见于急性化脓性胆管炎、化脓性胆囊炎、坏疽性胆囊炎或胆囊穿孔。

（二）中药基本方剂

根据胆石症的三个类型，分别自拟三个基本方剂，并且随症加减用药，确保症药相符，疗效可靠。

1. 舒肝利胆排石汤

柴胡 15g，白芍 15g，枳壳 15g，香附 15g，川楝子 10g，郁金 15g，茵陈 20g，木香 15g，丹参 15g，黄芩 15g，栀子 10g，大黄 15g，鸡内金 15g，威灵仙 10g，甘草 10g。

适用于肝郁气滞型胆石症病人。

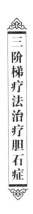

方中柴胡、枳壳、郁金、香附、木香、川楝子疏肝理气，行气散瘀，白芍、甘草平肝缓急止痛，茵陈、栀子、黄芩清热利湿，丹参活血化瘀，鸡内金、威灵仙化石溶石功效良好，大黄、栀子、茵陈、郁金可促进肝脏分泌胆汁，扩张胆总管及松弛奥迪括约肌，大黄通里导泻作用明显。另外随症可适当加大活血化瘀力度，增加三棱、桃仁、莪术的应用，以改善胆囊壁的血液循环，加快胆囊壁炎症的吸收。

2. 消炎利胆排石汤

柴胡 15g，白芍 15g，枳壳 15g，香附 15g，川楝子 15g，郁金 15g，木香 15g，沉香 5g，穿山甲 10g，丹参 15g，桃仁 10g，黄芩 15g，栀子 20g，金银花 20g，连翘 15g，蒲公英 30g，茵陈 40g，板蓝根 20g，黄连 10g，半夏 10g，大黄 15g，厚朴 10g，甘草 10g。

此方在舒肝利胆排石汤的基础上加大金银花、连翘、蒲公英、板蓝根、黄连等具有抗炎、解毒、抑菌作用药物的应用，同时重用穿山甲、桃仁等加强活血化瘀的力度，增加厚朴用量，助大黄通里泻热、导泻之功效，尚可随症应用金钱草、海金沙等利胆排石药物，适用于热毒炽盛型及湿热型病人。

3. 化瘀利胆排石汤

柴胡 15g，白芍 15g，枳壳 15g，香附 15g，川楝子 10g，郁金 15g，茵陈 20g，木香 15g，丹参 15g，黄芩 15g，栀子 15g，鸡内金 20g，威灵仙 10g，半夏 10g，穿山甲 10g，三棱 10g，莪术 10g，桃仁 10g，厚朴 10g，甘草 10g。

在舒肝利胆排石汤的基础上，重用穿山甲、三棱、莪术、桃仁等药物以达活血化瘀、去腐生肌、松解粘连、促进炎症吸收、解除梗阻之目的，多用于肝内外胆管结石的治疗。

（三）西药治疗的优势

中医学应用中药治疗胆石症已有上千年的历史。在传统的中药方剂中不乏具有消炎、利胆、活血、化瘀、解痉、溶石、排石七位一体作用的排石方剂。但是，由于疗效有限，力不从心，至今发展缓慢。中药排石主要有两块短板：一是剂量内药力不足，药效有限；二是排石必泻，导致病人体内环境紊乱，一般来说，病人难以承受，年老体弱者常有病情加重，甚至有生命危险。西药总体来讲作用相对单调，缺乏具有明显排石效果且作用比较温和的药物，也就是副作用不明显的药物不多。因此，单纯西药排石不可取。可是，西药在治疗胆石症方面也有两大长处：一是抗生素对于胆囊急性炎症疗效明显；二是西药在维持病人的生理环境稳定和能量供给方面可谓功勋卓著。尤其是近年问世的大量西制中药如冠心宁、舒血宁及黄芪、复方丹参、丹红等注射液，活血化瘀功效突出，在治疗胆囊炎症、消除胆囊水肿和恢复胆囊功能上有一定作用。因此，中西医结合的排石系列疗法实现了真正意义上的中西医结合。这种以中药为主、西药为辅的治疗措施，实现了"强强联合、优势互补、取长补短、阴阳平衡、天人合一、自然和谐"的排石理念。

（四）西药基本方

1. 用 5% 葡萄糖注射液 250mL ＋维生素 C2.5g，每日 1 次，静点。

2. 用 0.9% 氯化钠注射液 250mL ＋注射用头孢西丁钠 3g，皮试（－），（如头孢西丁钠过敏，改为注射用氨曲南 2.0g），每日 1 次，静点。

3. 用 5% 葡萄糖注射液 250mL ＋舒血宁注射液 20mL，每日 1 次，静点。

4. 用 0.9% 氯化钠注射液 250mL ＋冠心宁注射液 20mL 或银杏达莫注射液 20mL 或丹红注射液 20mL，每日 1 次，静点。

5. 用氯化钾缓释片 0.5g，每日 3 次，口服。

6. 用 50% 硫酸镁 10 ～ 15mL，每日 2 ～ 3 次，饭后 15 分钟口服，视排便情况酌情增减，一般每日排便 3 ～ 5 次为宜。

（五）中西医结合排石系列疗法对肝胆结石病的常规治疗

1. 胆石症病人的常规检查

①血、尿常规；②常规心电图；③彩超探查肝、胆、胰、脾、双肾；

④上腹平片；⑤血糖、血脂、肝功能；⑥凝血四项；⑦胸片正侧位（视病情而定）；⑧大生化及血淀粉酶（视病情而定）。

2. 第一阶段（即冲击治疗阶段）常规用药原则

（1）肝郁气滞型的常规用药原则

西药：应用西药基本方；胆囊无炎症可不用抗生素，胆胃综合征突出者，可选泮托拉唑替换冠心宁，体弱者可将冠心宁换成黄芪注射液 20mL，突出灵活性、针对性。

中药：原则上用药 1 ～ 3 天，视排石情况，会诊后决定是否加减或更方。

自拟舒肝利胆排石方剂，水煎，每次 1/2 剂，日 2 次，早、晚餐前 30 分钟温服。

排石系列疗法第一阶段为冲击治疗，一般为 10 天（个别患者可酌情延长）。

（2）湿热型或热毒炽盛型的常规用药原则

西药：

①加大抗生素组用药剂量或联合用药（以抗革兰阴性杆菌为主）；西药基本方中抗生素改为：a.0.9% 氯化钠注射液 150mL+ 注射用头孢西丁钠 2g，皮试（－），每 6 ～ 8 小时静点（如对头孢西丁钠过敏，改为注射用氨曲南 1.5 ～ 2.0g，每日 2 次，静点）。b.奥硝唑注射液 0.2g（100mL），每日 1 ～ 2 次，静点（视病情而定）。

②加强护肝药物的应用：甘草酸二铵注射液 100 ～ 150mg，肝氨、白蛋白等，视病情而用。

③注意水电解质平衡及热量供给。

中药：加大消炎利胆、活血化瘀、退黄降酶、解痉排石的力度。

自拟消炎利胆排石汤，水煎，每次 1/2 剂，日 3 次，早、中、晚餐前 30 分钟温服，注意随症加减。

配合穴位注射，常规取穴：肝俞、胆俞、期门、胆囊穴、足三里、上脘、中脘，轮流选 2 ～ 3 组，注入红花注射液，每穴 1mL，视病情 1 ～ 2 次 / 日，(或同时交叉选内关、足三里，注入 654-2 注射液，每穴 0.5mL)。

病情监测：随时做彩超，及时会诊，观察 2 ～ 6 小时，病情一般均好转，24 小时内均可排石，最快 4 小时 15 分后排石。如病情未缓解，反而进一步恶化，出现急性化脓性胆囊炎，胆囊有发生坏疽穿孔的危险，或者胆囊已经发生了穿孔，并发生了胆汁性腹膜炎，应及时采用手术方法切除胆囊。

该型第一阶段冲击治疗一般为 15 天。

(3) 肝内外胆管、胆总管结石病人的用药原则

① 对于普通型肝内外胆管、胆总管结石病人（即非急性胆管炎发作），西药：常规治疗原则上与肝郁气滞型的用药相同（注重活血化瘀药物的应用力度）中药：自拟化瘀利胆排石汤，水煎，每次 1/2 剂，每日 2 次，早、晚餐前 30 分钟温服。

用药时间及疗程转换如上所述。

② 对于急性化脓性肝内外胆管炎属热毒炽盛型的胆石症病人，治疗原则同上，特别注意抗生素联合应用及支持疗法的力度。待 10 ～ 15 天病情完全稳定后，转入第二阶段巩固治疗。

3. 第二阶段（即巩固阶段）常规用药原则

(1) 肝郁气滞型的常规用药原则

第二阶段为巩固治疗阶段，可单独服舒肝利胆排石汤，每次 1/2 剂，分早、晚两次服，排便次数每日 1 ～ 2 次为宜，10 天复查 1 次。

(2) 湿热型或热毒炽盛型的常规用药原则

单服舒肝利胆排石汤，具体要求同上。

(3) 肝内外胆管、胆总管结石病人的用药原则

中药改服化瘀利胆排石汤即可，时间及疗程转换同上。

4. 胆石症需配合第二阶梯——体外冲击波碎石治疗的用药问题

碎石治疗每两次间隔 10 ～ 15 天。碎石后用药：

三阶梯综合疗法篇

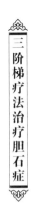

（1）西药

碎石后 3 天内用药常规调整如下：

①原西药基本方中常规用药 1、2 组不变；②原常规用药 3、4 组分别改为 5% 葡萄糖注射液 250mL ＋香丹注射液 20mL，0.9% 氯化钠注射液 250mL+ 黄芪注射液 20mL 或注射用泮托拉唑 40 ～ 80mg 分别静点。

（2）中药

一律停服化瘀利胆排石汤，视病情改服舒肝利胆排石汤或消炎利胆排石汤，3 天后视病情恢复到第一阶段治疗的西药基本方案。

5. 胆石症患者的饮食问题

患者治疗期间原则上配合高脂餐,即早餐配合进食油煎鸡蛋 2 个,中、晚餐分别进食酱猪手半个（回民可用油煎鸡蛋代替，素食者可用油条代替），忌食辛辣腥膻食品，禁涮火锅，其余主副食不限。

四、关于第二阶梯——体外冲击波碎石治疗

体外冲击波碎石技术（ESWL）、CT、核磁，被誉为 20 世纪医疗界的三大重要发明成果。20 世纪 80 年代初，体外冲击波碎石技术被应用于治疗泌尿系结石。由于它的飞速发展，很快就以治疗方便、安全、痛苦少并且疗效立竿见影的优势迅速推广开来，于 20 世纪 80 年代中期开始应用于胆石症的治疗，并取得了成功。从此，ESWL 治疗胆石症日益受到重视并得以推广。

当时据国外统计资料显示，胆囊结石经 ESWL 治疗 12 ～ 16 个月后结石消失率为 80%，国内统计其一年消失率高达 53.9%。而对有选择的胆囊结石病例，碎石成功率可达 95%，治疗后一年内碎石排净率达 80% ～ 90%，胆管结石的碎石成功率为 91% ～ 98%，碎石的年排净率为 86% ～ 96%，严重并发症发生率＜ 5%。

ESWL 治疗胆石症似乎成了一剂灵丹妙药，在这种思潮的强烈推动下，国内生产碎石机的工厂相继运作，医疗机构也纷纷购置体

外碎石机器，大力开展 ESWL 治疗胆石症。

　　然而，随着碎石机性能的不断改进，操作技术的不断成熟，以及人们认识的不断深入，发现 ESWL 治疗胆石症的效果并不像最初宣传的那样神奇。人们发现用 ESWL 治疗胆石症的效果被明显夸大了，可以说治疗效果根本就不那么尽如人意。虽然 ESWL 治疗肾结石经过时间的考验，证明是成功和有效的，但是胆结石与肾结石存在很大的不同：首先，肾结石一般应用 ESWL 治疗容易被击碎，另外，输尿管本身具有强烈的蠕动收缩能力，特别容易促使被击碎的结石颗粒伴随尿液的冲力排出体外。而胆结石病人由于含钙结石中，钙与脂蛋白支架的紧密结合使碎石十分困难；再加上震波引起的局部损伤而使胆囊失去正常的收缩功能；另外，细长而有螺旋瓣状的胆囊管更不利于碎石颗粒及碎块顺利通过，加上胆总管也不具有像输尿管那样强烈的蠕动收缩功能，以及胆总管下端奥迪括约肌的严格把关等因素，都严重制约着碎石排出胆道进入肠腔，进而排出体外的治疗效果，于是出现了"碎石容易，排出难"的尴尬局面。因此，进入 21 世纪以来，ESWL 治疗胆石症的方法逐渐被弃用，尤其是公立医院几乎完全终止了这项技术的应用与研究，目前仍在开展此项治疗技术的大多为民营医疗机构。但是由于缺乏相关技术人员和资金投入，缺少创新成果的引导与推动，也处于停滞不前的颓废状态，完全丧失了发展的信心与动力。

　　其实，任何新生事物都不可能十分完美，只有在不断发展的过程中加以完善，才能逐步克服自身的欠缺，实现日益成熟，不断发展的目标。二十多年的临床实践充分表明，ESWL 治疗胆石症的碎石疗效是完全可靠的。其实，碎石的成功和有效排石是两个不同的概念，不能把没有达到有效排石的责任盲目地加在 ESWL 技术上，更不能因此做出 ESWL 治疗胆石症疗效不佳的结论，这样会有失公平，并且严重阻碍了 ESWL 治疗胆石症技术的发展，应该彻底纠正。

三阶梯综合疗法篇

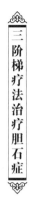

在治疗胆石症时，ESWL 好比矿山的开凿机，开凿下来的碎石要运走，否则工程就会半途而废。实事求是地说，ESWL 治疗胆石症的碎石成效不如治疗泌尿系结石的成效高，这是由于胆石症的结石中钙与脂蛋白支架的紧密结合使碎石难度增加造成的。但是，ESWL 治疗肝内胆管结石可以说是得心应手，除了少数的串珠样含钙量高的胆管结石，几乎全部有效。在胆囊结石的治疗中，由于含钙量高的混合性结石较多，故疗效较差，对其余含钙量相对较低的胆结石治疗效果非常可靠，即使是 X 线显影阳性的胆囊结石，碎石成功者也占一定比例，但是也有少数 X 线显影阴性的胆囊或胆管结石，经 ESWL 治疗失败，后来经过手术取石证明这种结石虽然含钙量不高，但韧性十足，难以对付。

中西医结合排石系列疗法是国内领先的省级科技成果。其以中草药为主，西药为辅，实现了真正意义上的中西医结合，产生了 1+1 ＞ 2 的排石治疗效果。

在临床实践中，我们把中西医结合排石系列疗法与 ESWL 有机地结合起来，这又是一次完美的结合，实现了 1+1+1 ＞ 3 的治疗效果。我们亲切地称这种综合治疗方法为胆道的清道夫。在对胆道结石梗阻的治疗中，显示出类似飞机投弹炸开黄河冰坝的神奇效果，同时还可对 ESWL 治疗后产生的损伤进行修复。

ESWL 治疗胆石症具有使用方便、安全、疗效确切可靠等优点。但是在应用前应该选择具备以下条件的病人：①有胆绞痛病史或结石造成胆道梗阻的胆石症病人；②胆道无明显先天性狭窄；③胆囊功能未彻底丧失；④单发胆囊结石一般含钙较高，如碎石 1 次无变化，不必再进行碎石治疗；⑤多发结石经 ESWL 治疗后如果 3 天内无明显结石排出，不主张再碎石；⑥腹部 X 线片提示阳性结石者，可根据病人意愿碎石 1 次，3 天后无变化不必再进行碎石治疗。

下列情况不应行 ESWL 治疗：①凝血机能障碍；②严重心脏病，心律失常或心功能 3 级以上；③胃、十二指肠溃疡活动期；④急性肝炎或肝功能严重损害；⑤合并急性胆囊炎、胆管炎及胰腺炎，并且发烧，血白细胞明显升高；⑥胆道任何一处有占位病变（结石梗阻者除外）；⑦慢性胆囊炎发展成胆囊萎缩，胆囊完全丧失功能；⑧肝脏患先天性血管瘤；⑨妊娠；⑩心脏起搏器携带者。

五、关于第三阶梯——微创保胆取石技术

对于经过第一、二阶梯的综合治疗，胆囊具有良好存储、浓缩及排出胆汁功能的胆石症患者，脂餐试验阳性（脂餐前后胆囊收缩幅度＞30%以上），影像学检查无胆囊萎缩、无胆囊壁明显增厚（＜5mm）及不均匀增厚、无明显水肿等，根据患者意愿可以实现微创保胆取石术。

六、三阶梯综合疗法治疗胆石症的流程

我们应用获省科技成果"中西医结合排石系列疗法""体外冲击波碎石技术"和"微创保胆取石（切除息肉）技术"的"三阶梯"综合疗法治疗胆石症的方法，犹如一套完美的"组合拳"，它是实现"清除结石，保住胆囊"的法宝。

治疗程序大致如下：

第一步：首先对经过本院常规检查明确是胆石症的患者依据患者或家属的意愿，按照医院中西医结合排石系列疗法常规综合用药治疗5天，一般24小时内即可排石，根据病人症状、体征、影像学检查及相关数据变化和排石情况综合判定疗效，作为制定下一步治疗方案的依据。

第二步：对相关检查符合体外碎石治疗条件的胆石症患者，征得患者或家属的同意后，对结石按碎石常规进行体外冲击波碎石治疗。

上述两个阶梯的治疗，一般同时联合采用则效果更加可靠。尤其是在对肝内外胆管结石的治疗中突显了"清道夫"的功能，免除了外科手术胆道取石的痛苦和风险，特别是在急性化脓性重症胆管炎

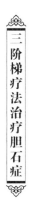

和胆源性胰腺炎的治疗中显示出神奇的疗效，这也是胆囊切除后结石复发病人的理想选择。

对于胆囊结石病，通过上述综合方法治疗5天，一般可以初步判定胆囊结石病人是否同时患有肝内胆管结石，以及胆囊结石是否需要进行"微创保胆取石"治疗。对于确定存在肝内胆管结石的病人和急性化脓性胆管炎的病人按"中西医结合排石系列疗法"常规冲击治疗10～15天后，可单纯服中药治疗，总疗程为4～8周。

对于经一、二阶梯治疗有希望痊愈的病人，根据病人意愿，可继续原方法治疗。注意与病人密切沟通、互动，充分尊重病人意愿，本着人性化服务的理念，及时合情合理地调整治疗方案。

第三步：微创保胆取石治疗一定要恪守"清除结石、保住胆囊、以人为本、竭诚服务"的宗旨，严格把握手术适应证和禁忌证，力争保胆成功率达98%以上。

1. 对于无急性发作病史的单纯胆囊结石病人，治疗5天后判定无肝内胆管结石又符合手术条件，本人同意微创保胆手术治疗者，应尽快手术治疗，实现一期保胆。

2. 对于急性胆囊炎或慢性胆囊炎急性发作期的病人，因为胆囊炎症难以治愈的特殊性，传统治疗只能切胆没商量。我们的经验是通过常规的综合"冲击"阶段治疗，治疗2周后，再单纯服中药2～4周，总疗程为4～6周；再通过微创保胆手术，实现保住胆囊的愿望是完全有可能的事情，但也不能完全避免切胆的可能性。

3. 慢性胆囊炎结石充满型病人，也有保住胆囊的希望。对于这个类型的病人，我们有自己的治疗经验，并且发表了相关论文。这组病人一般需要4～8周的规范综合治疗，经科学判定，完全达到手术条件后，再通过微创保胆手术彻底清除结石，实现保胆愿望。

我院的"三阶梯"综合治疗方法大大地扩展了保胆治疗领域，同时，也有效地缩小了手术概率。但是我们还不能保住所有的胆囊，不过为了实现病人的保胆愿望，我们会不断努力。

三阶梯综合疗法治疗胆石症的处理流程图

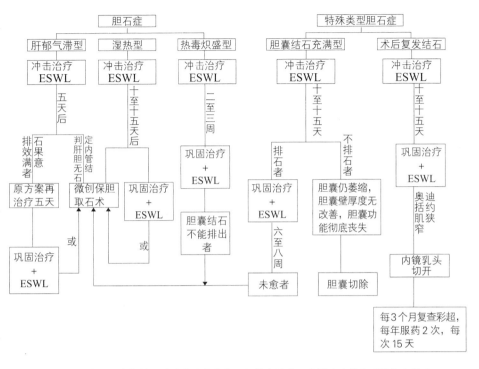

注：冲击治疗指排石系列疗法中的中西医结合用药；巩固治疗指中西医结合排石系列疗法中的单服中药治疗。

治疗目标：清除结石，保住胆囊。

七、胆石症病人的管理

1. 关于门诊病人的管理

门诊病人管理工作总的方针是坚持实事求是的原则，客观地宣传排石系列疗法，坚持原则性与灵活性相结合。

（1）坚持实事求是的原则，客观地宣传排石系列疗法

排石系列疗法是目前药物排石中非常先进、科学、有效的治疗方法。

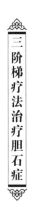

排石系列疗法有科学的理论依据。研究证明，胆石症的成因是十分复杂的，但是胆汁的过饱和状态和胆汁的淤滞状态确是结石病发生的重要原因，排石系列疗法充分利用中药刺激胆汁大量分泌，使胆囊强有力收缩的功效，协调发挥中西药利胆、消炎、活血、化瘀、解痉、溶石、排石七位一体的整体效能，达到了冲洗胆道（包括各级胆管）、清洗胆囊以治疗肝胆系统结石的目的。概括地讲，排石系列疗法的理论依据就是冲洗胆道、清洗胆囊、清除胆垢、排出结石。

排石系列疗法具有三大要素，五大特点。三大要素是：中药为主，中西医结合、独特的饮食疗法。"三箭"齐发，直指胆汁淤滞这一根本原因，针对"通则不痛，痛则不通"的主要症结，采取"冲洗胆道、清洗胆囊、清除胆垢、排出结石"的手段，疏肝理气、消炎利胆是核心；活血化瘀，提升脏腑功能是重点；局部着手、整体把握是关键；把握共性、突出个性是法宝，实现治疗、预防、保健三位一体的效能。五大特点是：精选名贵纯中药，精心炮制；审症求因，辨证施治；集消炎、利胆、活血、化瘀、解痉、溶石、排石七位一体的疗法，治疗与预防兼顾；对胆固醇结石、胆色素结石和混合含钙结石均有良效；一般 24 小时内排石，三天内有效率达 98.6%，一个月内治愈率达 56.6%，即使对长期应用其他药物治疗失败的患者也同样有效。

中西医结合排石系列疗法有一定的领先性，实现了强强联合、优势互补、取长补短、阴阳平衡、天人合一、自然和谐的排石理念。

肝内胆管结石的预防和治疗是肝胆外科的一大难题。排石系列疗法、冲洗各级胆管、彻底改变了微细胆管胆汁的淤滞状态，有效地终止了已存在的"结石前状态"，即胆汁的过饱和状态，十分有效地解决了肝内胆管炎症、结石等疾病的发生和发展。

排石系列疗法疗程短，见效快，无痛苦，未见明显的毒副作用，愈后不易复发。冲击治疗阶段一般只有 10 天，一般患者 24 小时内即排石，最快 4 小时 15 分，即第一次排稀便时即开始排石。一个月内治愈率高，最长治疗时间为 89 天。曾有一例患者排出 214 块结石，其中最大结石为 23.95mm×14.95mm，直径在 10mm 以上的结石多达 37 块。然而这样一名患者只服药 65 天即彻底治愈。

治疗过程中只有少数患者出现轻中度可忍耐的排石痛，这与急性发作的性质不一样，治疗 12000 余例患者，极少发生结石嵌顿和排石治疗失败而改用手术治疗的现象。

该疗法经 30 多年的临床实践，已治疗 12000 余例患者，未发现明显毒副作用。治疗中每日排 3～5 次稀便为正常现象，一般无明显不适感。愈后不易复发，目前随访 236 例患者已 3 年，复发者只有 4 例（未完成全部治疗者不计其内），最长一例随访 13 年无复发。胆石症一般视病情用药 6～8 周即可达到预防复发的目的。

排石系列疗法不是万能钥匙，不能解决所有问题。向患者宣传时不能说大话，更不能说假话，不能欺骗患者，要对排石系列疗法负责。

排石系列疗法的禁忌证，如心、肝、肾等实质脏器严重功能不全者、胆囊和胆管畸形者、胆囊彻底丧失功能者、妊娠和哺乳期患者、过敏体质者均不予治疗。

（2）坚持原则与灵活把握相结合

恪守排石系列疗法的适应证与禁忌证就是坚持原则，具体病人具体分析就是灵活把握，做到二者有机结合需要有个过程。

排石系列疗法有着明确的适应证及禁忌证。为了保证治疗的有效率，我们必须把握治疗的适应证。但是世间任何事物都不是绝对的，在实际工作中，应用排石系列疗法，我们就成功地排出过 1.8cm 的肾结石和 23.95mm×14.95mm 的胆总管结石。此疗法还可使肝内胆管结石患者避免手术切肝，胆石症、胆囊萎缩患者避免了手术摘除胆囊。

为了最大限度地解除患者的病痛，对于实际工作中把握不准的患者，如胆囊结石过大、胆囊萎缩后功能丧失、胆囊分隔、对治疗要求迫切的患者可在其自愿的原则下，观察治疗 3～5 天，如疗效

三阶梯综合疗法 篇

明显，患者满意，可继续治疗，否则终止治疗。

2.关于住院病人的观察、管理

(1)实行"三阶梯"的治疗方法

"清除结石，保住胆囊"是我们的宗旨；"中西医结合""内外科结合"是我们的发展道路；"排石系列疗法""体外冲击波碎石治疗""微创保胆取石术"是我们实现"清除结石，保住胆囊"的法宝。

首先对胆石症患者在辨证施治的基础上，采用"中西医结合排石系列疗法"进行药物排石治疗，同时加上适当的"体外冲击波碎石治疗"，达到彻底排石和部分排石的效果。最后，对于因各种原因不能彻底排除结石的患者，可以安排"微创保胆取石术（包括切除胆囊息肉）"，达到"清除结石，保住胆囊"彻底治愈的目的。

(2)做到"四问一尊重"

即查房时一问饮食，二问便（大小便），对肝胆结石病人每天查房的第一件事就是问大便次数、颜色，做到根据便次调整用药，三问睡眠，四问汗；尊重患者的主诉，对患者的任何不适和想法均要仔细听取，认真分析，科学解答。

(3)做到"四查一量"

即查血压、脉搏、呼吸、心率；量体重。对年老体弱伴心脑血管病、肺心病、糖尿病者更要时刻加以注意，严防输液速度过快诱发心肺功能不全等并发症。入院第1、6、11天均测量体重，协助判断疗效。

(4)突出辨证施治，做到整体把握，个性化管理

①调整剂量、剂型，使便次达每日3～5次。如个别患者每日排便6～8次，但总量不多，又无不适，也视为正常，可在严密观察下继续常规治疗。②对年老体弱合并心脑血管病、高血压、糖尿病者应多加注意，3级高血压者用氯化钠注射液时注意升压的副作用，可改用葡萄糖注射液（糖尿病者可加适量胰岛素皮下注射）；注重活

血化瘀，注意输液速度，注意心、肺、肾功能；防止脑出血、脑梗死、急性冠状动脉综合征的发生。③时刻注意药物的副作用及过敏反应。虽然在12000余例患者的治疗中，未发现对中药成分过敏的病例，但是冲击治疗阶段用药种类较多，尤其是冠心宁、舒血宁、香丹、黄芪注射液等西制中药，偶尔会有过敏情况，必须十分留意，及时处理，以免病情发展。

（5）随时记好病程记录

①症状改善的记录：就诊前疼痛、发烧、黄疸、恶心、呕吐、胁肋、上腹及肩背疼痛等症状改善及消失的记录，饮食记录，体重记录，对年老体弱、症状突出、思想负担比较重的人，尤其要仔细观察、认真分析、科学总结、耐心解释，做到体贴细致，无微不至。

②排石的记录：做好首次排石记录及每次排石记录，并及时收集结石装瓶，分头保管，建立结石园地，以便加大宣传力度，及时填好结石病人的治疗统计表。

③检查的记录：做好相关影像学检查、辅助检查、血、尿、离子、肝功能、心电图检查等记录，认真对比分析，以便得出科学结论，有力指导治疗工作的开展。一般入院第1、6、11天均做相关检查，还要坚持做到病情变化随时复查相关辅助检查，做到以事实说话，增加医患共识，避免医患纠纷，共同构建和谐社会。

（6）做好思想工作，实现医患积极配合

患者服药、饮食、搜集结石三个环节一定要积极与医生配合，否则既影响疗效又无法判断疗效。医生一定要坚持"积极指导，坚持不配合则不予治疗"的原则，即对于不予合作的患者，一律终止治疗。

（7）医患有机配合，共同把关，全方位管理，做到万无一失

患者、医技相互交流，密切配合，相得益彰，共同营造和谐的医疗氛围。

（8）做好基础工作，形成良性运转

及时收集标本，认真填好典型病例，不断加强结石园地的建设。

3. 对病人的管理过程中需注意的问题

（1）第一阶段治疗注意个性化管理

对于同时患有心脑血管病、高血压、糖尿病等多种慢性病的中老年胆石症患者，要突出整体把握，个性化管理的治疗原则，严密观察病情变化，注意心、肺功能，放慢输液速度，一律用输液泵控制；必须达到 2 小时内病情稳定或好转，24 小时内开始排石，3 天内明显好转（自觉症状、体征、排石、影像学检查、化验指标五个方面明显改善）的治疗效果。

（2）第二阶段治疗需要注意的两个问题

①第二阶段治疗的适应人群

第一阶段是冲击治疗阶段，而第二阶段是在第一阶段的治疗基础上进一步巩固和扩大治疗成果的阶段，是排石系列疗法的一个重要组成部分。第二阶段的治疗对象主要包括以下三种情况：

A．对胆囊结石充满型、胆囊功能基本丧失的病人进行第二阶段治疗，使病人已丧失的胆囊功能逐渐恢复，尽可能排出较多的泥沙样或小块状结石，使长期慢性炎症的胆囊壁逐步恢复，达到可以进行微创保胆手术的标准，即胆囊壁达到小于 5mm，整个治疗过程一般需要 30 ~ 60 天的时间。

B．肝内胆管结石病人进行第二阶段的治疗非常重要，这种病人一般多为胆囊摘除术后病人。肝内胆管结石分布广泛，结石与肝内胆管壁附着坚实，有时需要 30 ~ 40 天的第二阶段治疗，才能彻底痊愈。另外，对于行 ERCP 及胆肠吻合术治疗后的病人，因存在逆行感染的病因，复发机会增多，需每年定期服药，以免复发。

C. 少数胆石症病人，因自身原因（如本人不愿意微创保胆手术或不适合手术）或胆囊慢性炎症较重、胆囊壁较厚，此时进行第二阶段治疗也是非常重要的。一定要彻底消除胆囊炎症，恢复胆囊功能，才能避免结石复发。

②第二阶段的用药原则：坚持辨证施治的原则，方剂随症加减，以灵活有效、效不更方、无任何不适为原则。胆石症病人首选利胆排石方加减；胆囊慢性炎症病人、胆囊壁较厚或肝内胆管结石病人首选化瘀排石方加减。餐后可口服 33% 硫酸镁液体 10mL，每日 2 次，使患者大便保持在 1 ~ 2 次的软便为宜。

高脂餐可早餐食油条，午、晚餐食 1 ~ 2 块红焖肉。

第二阶段如需体外冲击波碎石治疗，碎石后输液 3 天即可，治疗 10 天后复查 B 超、心电图等相关检查，以便指导以后治疗用药。

八、三阶梯综合疗法治疗胆石症的优势

胆石症是一种常见病、多发病。全世界无论哪个国家、地区和民族的人都会患胆石症。胆石症可能与人类的历史一样古老，长期以来，人类饱受胆石症的折磨与摧残。全世界的医务工作者都在努力探讨"清除结石、保住胆囊"的有效方法。因此，可以说"清除结石、保住胆囊"不仅是广大胆石症患者的共同愿望，也是全世界医护工作者的共同心愿。

"清除结石、保住胆囊"应该是最理想的胆石症治疗结果。从 1882 年开创性地用手术切除胆囊治疗胆石症以来，至今已有 130 多年，虽然使无数的患者摆脱了胆石症的困扰，甚至挽救了无数胆石症病人的生命，但是，这种切除胆囊治疗胆石症的各种弊端逐渐显现，主要表现在以下方面：消化不良、腹胀、腹泻，产生反流性胃炎和食道炎；肝内外胆管、胆总管结石的发生概率增高；手术导致胆管损伤；胆囊切除术后综合征；胆囊切除术后使结肠癌的发病率增加。正如黄志强院士所强调的那样：作为一名普外科医生，您就无法回避胆管损伤问题；您就永远无法淡忘胆管损伤病人的那种绝望和痛苦的面容；您就无法忘记您术式做尽，进退维谷的尴尬境地。

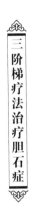

所以无论从理论还是实践上看，切除胆囊治疗胆石症的方法还不能算是一个十全十美的治疗胆石症的方法。

三阶梯综合疗法治疗胆石症沿着"清除结石、保住胆囊"的目标积极探索。其优势体现在以下八个方面：

1. 充分发挥天然优势，因势利导，实现"清除结石、保住胆囊"的目标

清除结石是治疗的手段和方法，保住胆囊是治疗的理想目标。因此，充分发挥自身潜力，调动机体本身的内因，是不可忽视的努力方向，而静观如树，动若江河，恰恰是对肝脏细胞和胆管正常生理功能的形象描述。在中医学的宝库中，又有许多种药物，比如栀子、茵陈、郁金、大黄等有十分明显的促进肝脏细胞大量分泌胆汁、增强胆囊收缩、扩张胆总管和松弛奥迪括约肌的作用，产生冲洗胆道、清洗胆囊、清除胆垢、排出结石的治疗效果。

2. 充分发挥中西医药物排石优势，实现了自然和谐的排石理念

中国医药有几千年的悠久历史，不少中药对胆石症的治疗有着独特的作用和疗效，治疗胆石症的方剂更是不胜枚举，但是，由于中药在治疗胆石症的过程中会出现导泻作用，这种副作用有时可造成年老体弱多病者的病情加重，甚至危及生命，这成了治疗胆石症过程中一个不可逾越的障碍；另外，中草药在规定的使用剂量范围内药效温和，排石作用有限。但不管怎样，中草药在促进肝细胞分泌胆汁方面和促进胆囊收缩、胆道扩张、胆总管下端奥迪括约肌松弛方面的作用十分明显，无可替代，上述药理作用是中药治疗胆石症排石的基础。另外，中草药中的多种药物具有明显的消炎利胆、退黄、降酶作用，均对治疗胆石症有很好的疗效。由于西医对稳定人体内环境方面做出了突出贡献，再加上西药中的抗生素对控制感染有独特效果，使西医西药在胆石症的治疗中占据着重要地位。因此，中医中药和西医西药在治疗胆石症的过程中好比两朵鲜花，竞相开放。如果将它们放在一起，组成一个花束或花篮，一定会格外艳丽。长期以来，医务工作者在实现中西医结合治疗胆石症方面进行了许多探索，比如1971年出现的"排石总攻"疗法就是一次比较成功的探索和研究。虽然这种治疗方法没能持续发展，但是，我们应该懂得，中医学是一个巨大的宝库，中药的作用无可比拟，中西医结合应该是一个永远不会完结的课题。中西医结合排石系列疗法在探索中西医结合的道路上又向前迈了一步，实现了"强强联合、优势互补、取长补短、阴阳平衡、天人合一、自然和谐"的排石理念，达到了1+1 > 2的治疗效果。

3. 中西医结合排石系列疗法有效降低了微创保胆取石治疗的复发率

我们都知道，微创保胆取石技术是北京大学张宝善教授率领的科研团队历经15年的细心研究，最终得出微创保胆取石治疗胆石症和胆囊结石的复发率10年内为2% ~ 7%的结论，并且从理论和实践两个方面，揭开了旧式保胆取石术治疗胆石症后极易复发的真相是错将残石率误当作复发率了。自此，新式保胆取石术得到了迅速推广和开展。在我国，微创保胆取石技术日趋成熟。目前，开展此手术的医院已超过500家，每年完成内镜微创保胆手术上万例，涌现出了一批专业性很强的医疗机构和专家，国内每年手术数量已经超过了10000例，胆道镜的使用也已达到了顶峰。国内已经先后召开了四次全国性的微创保胆学术论坛。2014年，世界内镜医学协会保胆取石专业委员会正式成立，相信在不久的将来，微创保胆手术将会在世界更多的国家推广和开展起来，从某种意义上讲，这是中国对世界医学领域的一个贡献。

目前，微创保胆取石技术已被广大患者接受，医生认可度也逐渐上升。但是，我们必须清醒地认识到，随着此项技术的大力推广和广泛开展，术后复发率一定会呈现上升的势头，必定会成为这项技术持续广泛推广的重要阻碍。著名微创保胆手术专家北京大学首钢医院普外科刘京山教授对如何预防保胆术后结石复发问题十分重视，并积极主动地采取了胆囊管深处探查、胆总管最下段深入探查及手术操作尽量轻柔，尽量不使用取石钳掏取结石，以最大限度地保护胆囊黏膜，减轻损伤，并且采取胆囊部分切除的办法处理胆囊腔环形狭窄和"开窗"取净胆囊壁间结石的新方法等综合手段，用以防治胆石症术后复发，取得了很好的效果。青海大学附属医院肝胆胰外科教授邓勇、王海久等专家十分注重术前胆囊功能的评估，注重区别功能性及非功能性胆石症：把具有良好存储、浓缩及排出胆汁功能的定为功能性胆石症，反之为非功能性胆石症。把脂餐实验阳性（脂餐前后胆囊收缩幅度＞30%）、影像学检查无胆囊萎缩、无胆囊壁明显增厚及不均匀增厚、无明显水肿者定为手术适应证，这都有力地减少了保胆取石术后的胆石症复发概率。我们从实践工作中认识到还有两方面应该多加注意：其一，保胆手术前肝内胆管，尤其是细微胆管内存在着泥沙样结石是术后结石复发的一个重要原因，对于这一点已经成了医疗界的共识，但发现和确定肝内细小胆管存在泥沙样结石有一定困难，因为存在于细微胆管里的结石属于胆色素或胆固醇性的泥沙样结石，目前没有可靠的检查手段能精准地发现。其二，对于这样的泥沙样肝内胆管结石的治疗尚无良策，因此这种情况下，保胆取石术后结石复发似乎不可避免。所以，当医生面对胆囊结石同时患有肝内胆管泥沙样结石的病人要求进行保胆取石手术时往往比较纠结，主要是因为术后结石复发率比较高。有的医院干脆把这样的"双石"病定为非保胆适应证，干脆一切了之。其实即使切除了胆囊，术后肝胆管结石、胆总管结石的隐患也迟早会显现出来，治疗十分困难。下面举两个病例：

其一：2012 年 4 月 17 日，我院接诊了一位 46 岁男患者，曾于三级医院保胆取石，术后 9 天出现寒战，高热，重度黄疸，腹胀，恶心，精神萎靡不振，全身斑片状皮疹，右上腹压痛明显，反跳痛不明显，墨菲征（+）；血白细胞 $19.8×10^9/L$，粒细胞百分比 89%；TBIL429.5μmol/L，DBIL162.15μmol/L，IBIL267.35μmol/L，ALT277.7U/L，GGT411.1U/L，AST286.2U/L，ALP488U/L；尿常规：葡萄糖 2+，胆红素 3+，酮体 2+，蛋白质 3+，白细胞 2+；彩超示：胆囊大小 9.5cm×4.5cm，壁厚 0.5cm，胆汁混浊，透声差，胆总管上段 1.0cm，腹腔、胸腔均探及液性暗区，心电图 P-R 间期延长。诊断：①急性重症胆管炎；②急性胆囊炎；③胆源性胰腺炎；④肝肾综合征；⑤肺感染胸膜炎；⑥中毒性心肌炎；⑦药物性皮疹；⑧保胆取石术后。该患者来院前于三甲医院治疗一周病情无好转，经我院治疗 12 小时后自感症状明显好转，发热减退，黄疸减轻，有食欲，开始排出大量淡黄色泥沙样结石。1 周后 ALT203.0U/L，TBIL143.73μmol/L，DBIL59.06μmol/L，IBIL84.67μmol/L；尿常规：胆红素（+），酮体（±），白细胞（++），蛋白质（－）。患者住院后 20 小时开始进流食且饭量逐渐增加，1 周后正常进食脂餐，病情很快恢复；住院第 14 天复查血、尿常规均正常，血糖恢复至正常，血生化示：ALT32.3U/L，AST21.3U/L，GGT63.2U/L，TBIL22.88μmol/L，DBIL11.68μmol/L，IBIL11.20μmol/L，TP71.5g/L，ALB43.3g/L，GLB28.2g/L；彩超示：胆囊大小 6.6cm×2.8cm，胆囊内有多个点状强回声漂浮，胆总管内径正常，病情基本痊愈。这是一个典型的由于术前肝内胆管存在泥沙样结石，加之手术打击造成肝内胆管急性感染发展成重症胆管炎，导致心、肝、肾、肺、胰多脏器功能受损害，险些酿成悲剧。

其二：2012 年，经我们实施的微创保胆切除胆囊息肉治疗的一例患者，手术后 6 个月复查，胆囊内发现结石，后经过中西医排石系列疗法及体外冲击波碎石治疗，21 天治愈。该患者手术前各项检查及术中并没有发现胆囊内有结石存在，可是术后 6 个月确定了胆囊内发生结石。患者保住胆囊切除息肉很高兴，但是对于术后却患上胆囊结石实在难以理解和接受。我们认为这种病人手术前肝脏内的胆汁即呈现过饱和状态，术后在 1～2 周内胆囊的正常收缩功能还没有完全恢复，所以这种过饱和胆汁在术后流进功能还没彻底恢复的胆囊里难以彻底排出，容易造成一定程度的胆汁淤滞，从而导致结石形成。另外，手术摘除息肉所形成的创伤，以及手术切开胆囊对胆囊造成的损伤均是造成术后胆囊功能不能立即恢复正常的原因。创伤必然引发炎症，而炎症本身就是成石的重要原因。因此，上述两种原因势必增加保胆术后的结石复发率。如果微创保胆取石手术前就采用常规中西医结合排石系列疗法规范地进行治疗 3～5天，通常就能发现患者的肝内胆管是否存在泥沙样胆色素或胆固醇结石。如果将这种结石清除体外，那就完全可以减少由于这种原因造成的术后胆石症的复发率了。另外，中西医结合排石系列疗法具有很强的冲洗胆道、清洗胆囊、清除胆垢、排除结石的功效，所以，它对肝内胆汁过饱和状态的干预作用也十分明显。因此，中西医结合排石系列疗法能够有效地降低保胆手术后胆囊结石的复发率。

4. 胆囊结石充满型病人实现保胆的新希望

传统观念认为胆囊结石呈充满型，虽然胆囊无明显萎缩，胆囊壁也无明显增厚，但此种胆囊已经失去正常的生理功能。实际上胆囊结石充满型在结石长期的机械性作用下，胆囊壁发生水肿、增厚等炎症性改变是十分普遍的现象，所以说胆囊结石充满型病人的胆囊几乎丧失了全部正常的生理功能。但是，胆囊结石充满型病人往往仍然存在着十分强烈的保住胆囊的愿望。对于这样的患者能否保住胆囊的问题，我们通过近 10 余年的临床观察研究，得出的结论是——胆囊结石充满型是有希望实现清除结石，保住胆囊的美好愿望的。

2011 年春季，我们接诊了一位来自深圳的年轻女患者，她患胆石症、胆囊炎已达 10 年以上，有多次急性发作病史，确诊为胆囊结石充满型已 2 年多。入院彩超示：胆囊轮廓已消失。经过中西医结合排石系列疗法规范治疗，并配合胆囊颈部 ESWL 碎石治疗，第 10 天患者才开始大量排石，最大结石达 1.0cm，以后排石量逐渐增多，呈泥沙样及块状，混有大量蛔虫残体，住院第 15 天彩超示：胆囊轮廓清晰，大小正常，囊内见多发结石，胆囊壁厚 0.5cm。随即出院转入第二阶段巩固治疗，单独服化瘀利胆排石汤 30 天，在当地做彩超、CT 等检查，胆囊大小正常，胆囊壁厚 0.3cm，内见多发块状结石，患者于 2011 年 5 月 14 日二次入院，第二天行微创保胆取石术，取出结石 6 块，最大 2.0cm，实现了一期保胆。这是一例典型的三阶梯综合疗法治疗胆囊结石充满型的成功病例，这样的案例还有很多。如果没有一、二两个阶梯的治疗措施，胆囊壁的炎症不可能有效地控制，胆囊功能不可能得到完全恢复。如果没有第三阶梯的微创保胆取石手术，就不能最终实现"清除结石、保住胆囊"的愿望。

我们深刻地认识到，三阶梯综合疗法治疗胆石症是一项系统工程，它是一环扣一环，环环相扣，缺一不可的。三阶梯综合疗法给胆囊结石充满型病人带来了清除结石、保住胆囊的新希望。但是，也不可能让所有充满型结石病人都实现保住胆囊的心愿。

5. 非结石性胆囊炎实现保胆的有效方法

胆囊炎病人中，90% 以上是结石性胆囊炎。由于没有发现胆囊中结石的存在，因而被称为"非结石性胆囊炎"，约占全部胆囊炎病人的 10%，远比急性结石性胆囊炎少见，但通常病情更危重。非结石性胆囊炎目前被认为有以下四种病因：

（1）梗阻性胆囊炎

由于胆囊管过长，有粘连及肿大的淋巴结、肿瘤或异位动脉的压迫等因素，可造成胆囊管梗阻、胆囊排空障碍，这成为化学刺激及细菌感染等因素致病的有利条件。

（2）化学性胆囊炎

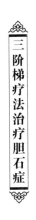

在某些胆道梗阻因素存在的情况下，胰液反流进入胆囊时具有活性的胰酶可使胆囊发生明显的炎症变化。在一些严重脱水的病人中，胆汁中胆盐的浓度升高，亦可引起急性胆囊炎。

（3）细菌性胆囊炎

细菌可来自血行，亦可来自肠道，如败血症、结核、伤寒及放线菌病等。

（4）创伤后或手术后胆囊炎

超声检查示急性胆囊炎，见胆囊增大、膨胀、壁厚，胆汁多混浊，慢性胆囊炎多见胆囊壁不同程度地增厚。临床工作中普遍认为急性非结石性胆囊炎要比结石性胆囊炎发展迅速，起病 24 小时内就可能进展至坏疽穿孔。因此，对非结石性胆囊炎需要紧急处理，对于危重患者可以先在超声或 CT 引导下行经皮经肝胆囊穿刺（PTC）、胆汁引流或开腹做胆囊造瘘，在患者病情好转稳定后再做胆囊切除术。由于急性非结石性胆囊炎常常不能得到及时治疗，因此病死率很高。国外报道多在 50%～77%。病理解剖发现，胆囊肿胀伴胆汁淤积、胆囊缺血、胆囊浆膜和肌肉水肿，有弥漫性的小静脉和小动脉血栓形成。由此可见，非结石急性胆囊炎中，胆汁淤积、胆囊缺血、胆囊壁水肿导致胆囊壁小静脉和小动脉血栓形成的恶性循环过程，是非结石性急性胆囊炎的病情迅速进展的根本原因。另外，在临床工作中，我们发现一些相当数量的非结石性胆囊炎的实际情况是胆囊中确实存在着泥沙样、胆色素细小结石颗粒，一般均在 3mm 以下，同时可能存在胆固醇性泥沙样结石。由于这些结石体积小，含钙量低，目前一般常规检查难以发现，再加上急性炎症时胆囊增大，壁厚，胆汁较稠厚、混浊等原因，往往给临床诊断造成一定困难和产生错觉。

"通则不痛，痛则不通"和"流水不腐，户枢不蠹"两句话十分准确地揭示了非结石性急性胆囊炎中应该同样存在着未被查清楚原因的梗阻和由此造成的胆汁淤积、炎症和感染，甚至更严重的后果。

三阶梯综合疗法具有很强的冲洗胆道、清洗胆囊、清除胆垢、排出结石的治疗效果，有效地避免了因为一次急性炎症就只能切除胆囊，甚至导致病人死亡的悲剧发生。

6. 切除胆囊术后复发结石的克星

130多年来，胆囊切除术一直是治疗胆石症的黄金方法。但是有些患者在胆囊切除术后，在胆管中又发生了结石，这些术后结石一般有两种来源：一种是新出现的结石，有些病人肝脏排出的胆汁成分异常，这种病人的胆汁中胆固醇呈"过饱和"状态，容易形成新的胆固醇结石，或是由于蛔虫、细菌等再次侵入胆道，破坏了结合胆红素，从而容易形成胆色素结石，新形成的结石又可以称为再发性结石。二是手术时残余的结石。造成残石的主要原因有以下四点：①急诊手术中，由于病情危重，全身情况差，手术时间仓促，不能做到彻底探查和长时间手术取石。②结石过多，尤其是肝内胆管多发结石，根本无法一次取净。③有时术前诊断不清。主要由于医疗设备或技术的限制，不能对结石大小、部位以及数量等做出准确的判断，只能盲目取石，造成遗漏。④结石镶嵌在肝内胆管或胆管有狭窄，影响结石的取净。在我国，术后发生残余结石的概率很高，而且胆道残余结石再手术的并发症较多，死亡率较高。对于肝内胆管结石，一般用胆道镜取石或将病变肝组织同结石一起切除的方法治疗。面对肝外胆管和胆总管的残留结石，根据部位的不同可采用微创腹腔镜切开取石，或通过十二指肠镜进行胆道置管引流，行奥迪括约肌切开取石，此方法只限1.0cm以下数量较少的胆总管下段结石。如果因为既往手术后腹腔内粘连很严重或者结石取出困难较大，只能采用开腹手术。再次手术无疑会增加患者痛苦，并且手术中的创伤又再次增加了结石复发的概率，形成恶性循环，另外，再次手术的风险也是不可低估的。

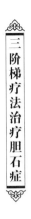

应用 ESWL 可以对肝内外胆管、胆总管结石进行有效的碎石治疗，而中西医结合排石系列疗法好比清道夫，充分发挥冲洗胆道的作用，如铁扫帚般地清除已经被 ESWL 变成颗粒或碎片的小结石。但是也有少数病人因慢性炎症反复发作造成奥迪括约肌增生、硬化、纤维化，导致奥迪括约肌失去正常的收缩功能，造成大量结石在胆总管下段聚集、梗阻，甚至有发生胰腺炎的可能。为了避免上述情况的发生，在及时明确诊断后立即行 ERCP 治疗，即使冒着永久开放十二指肠和胆道门户的风险，也要这样做。

另外，采用中西医排石系列疗法对胆囊切除患者，特别是行 ERCP、胆肠吻合术治疗的患者，每年进行 1 ~ 2 次的冲击治疗，对于控制肝内胆道的逆行感染、预防结石复发也是十分有效的。

7. 对扩大保胆适应证、减少手术率、降低复发率有一定效果

微创保胆取石术自 1992 年问世以来，受到胆石症患者的欢迎，同时也逐渐得到同行的认可。目前，全国开展微创保胆技术的医院已达 500 家以上，每年完成微创保胆手术上万例。全国性和世界性内镜医师协会保胆取石专业委员会相继成立，为此项技术在世界上更多国家的大力推广奠定了基础。对于进行微创保胆取石术治疗的胆石症患者，胆囊必须具备正常的生理功能。正常胆囊壁厚度一般＜ 3mm，在胆囊内有结石的情况下，由于结石的机械性刺激导致胆囊壁有细菌入侵，产生炎症、水肿、增生，出现胆囊壁不同程度的增厚，有时出现胆囊壁薄厚不均等病理变化，当胆囊壁厚度达到 5mm 以上，胆囊的正常生理功能基本丧失，而且因为没有任何一种药物可使胆囊壁的慢性炎症彻底痊愈。所以，胆囊壁厚度＞ 5mm 时只能做胆囊切除术治疗，因此也就彻底失去了保胆取石的愿望。中西医结合排石系列疗法治疗急慢性胆囊炎疗效特别明显，在临床实际工作中，我们治愈过胆囊壁厚度达 10mm 以上，最高达 1.6cm 的急慢性胆囊炎病人。让这些胆囊功能几乎完全丧失的胆石症病人能够通过微创保胆取石治愈

疾病，圆了这些病人"清除结石、保住胆囊"的梦。

正是由于我们坚持应用三阶梯综合疗法治疗胆石症，才让我们实现了既有效扩大了微创保胆取石适应证，又显著减少了手术治疗胆石症的比例。目前，我们微创保胆手术的比例只占总病人的 27.3%，而且保胆成功率达 98.3% 以上。在帮助更多的胆石症病人圆了保胆梦的同时还达到降低手术复发率、降低手术风险的多层效果。

8. 提高了 ESWL 的效果，推动了 ESWL 治疗胆石症的开展

20 世纪 80 年代初期，ESWL 技术在德国诞生。最早应用于泌尿系结石的治疗。由于它在治疗中的出色疗效，被认为是治疗泌尿系结石的首选方法。在世界许多国家得以迅速推广与发展的同时，1984 年被应用于胆石症的碎石治疗，并且取得了一定疗效。随即又在胆石症治疗领域中得到大力推广和发展，并且推动了 ESWL 在机器制造及相关产业的发展，真可谓风靡一时。随着时间的推移，人们对 ESWL 治疗胆石症的效果产生了怀疑，普遍认识到胆囊结石病人胆囊的正常功能已经明显降低，而且胆囊管细长、具有螺旋状的生理结构特点使得 ESWL 治疗胆石症的排石效果远没有那么理想。最初报道的 ESWL 治疗胆石症的效果明显被夸大了。

因此，21 世纪以来，ESWL 治疗胆石症的工作已经大幅度地从国际、国内两个医疗市场迅速撤退。目前，国内公立医院基本上停止了开展这项医疗工作，使得这项风靡一时的治疗技术至今仍止步不前，甚至出现严重倒退的困难局面。

2001 年，我们为了进一步提高中西医结合排石系列疗法的排石效果，经过周密的市场调研，肯定了 ESWL 对结石的碎石效果，开始引进 ESWL 技术，以便实现 1+1 > 2 的排石效果。14 年来，我们认真研究总结不同部位、不同性质结石的定位技术和碎石能量与碎石效果等相关技术问题，不断仔细深入地探讨，逐渐总结形成自己

三阶梯综合疗法 篇

的成熟经验。

第一，ESWL 对胆石症的治疗范围比较广泛，不但可以对胆囊结石碎石有效，而且对胆总管、肝内外胆管任何部位的结石都有十分显著的疗效。尤其是对肝胆管的胆色素结石的碎石效果更是显著。但是，肝胆管内串珠结石因其含钙量较高，治疗效果不够理想。

第二，我们在实际工作中发现，ESWL 对部分 X 线显影阳性的胆固醇含钙混合结石也可以碎石成功，使其顺利排出体外。

第三，由于中西医结合排石系列疗法有显著的治愈慢性胆囊炎的效果，可使胆囊生理功能得到恢复，这样使得 ESWL 的治疗适应范围明显扩大。

第四，应用 ESWL 技术对胆囊结石充满型患者进行胆囊颈部结石碎石治疗，在中西医结合排石系列疗法的强大配合下往往可以收到显著的排石效果。

通过 14 年的临床碎石治疗胆石症的工作实践，我们达到了定位准确、能量适中、效果确切、万无一失的效果。目前，我们先后对多家医院的 ESWL 治疗胆石症工作进行了指导，收到了很好的效果。这对推动 ESWL 治疗胆石症工作的开展、造福病人起到了积极作用。

参考文献

[1]朱彦辰，等.胆囊炎胆石症防治400问[M].北京：中国中医药出版社，1998：126～241，225～237.

[2]黄万成，等.中西药结合治疗胆石症408例[J].中外健康文摘，2008，5（8）：1085～1086.

[3]张宝善.关于胆囊结石治疗的争论——与 Langenbush 理论商榷[J].中国医刊，2007，42（5）：4.

[4]陈雨强.胆囊炎与胆石症[M].北京.中国医药科技出版社，2009.

[5]黄万成等.中西医结合、内外科结合治疗胆囊结石充满型46例[J]，

健康大视野，2013，21(10)：99.

[6]刘建华，等.肝胆外科临床指导[M].武汉：华中科技大学出版社，
2008：299～304.

[7]刘京山.防结石复发胆囊管深处要探查.健康报，2013.8.29.第8版.

[8]邓勇，王海久.胆囊功能治疗前应评估.健康报，2013.9.9.第8版.

[9]刘京山.保胆外科呼唤新技术.健康报，2014.6.19.第8版.

[10]黄万成，等.中西医结合治疗非结石性胆囊炎12例[J].中国医疗
管理科学，2014，5：246.

三阶梯综合疗法 篇

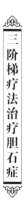

胆石症治疗经验与体会篇

经验与体会篇集中展示了两代结石病专家历时三十余年，应用三阶梯疗法治疗胆石症的经验和体会。

2007 ～ 2014 年，我们团队先后发表了《中西医结合治疗胆石症 408 例》等 9 篇专门阐述治疗胆石症的相关论文，随后又预见性地总结了一篇《关于微创保胆手术预防胆结石复发的建议》，现摘录到此书中，供读者参考。

中西医结合治疗急性重症胆管炎 6 例

黄万成[1]、宗晓梅[2]、张振娟[3]、徐志忠[1]、姜晓莉[1]、宗希凤[3]、宗鹏[3]

（1. 秦皇岛市公安医院外科，河北秦皇岛 066000；2. 河北煤炭医学院秦皇岛分院内科，河北秦皇岛 066000；3. 秦皇岛宗氏结石病研究所结石科，河北秦皇岛 066000）

关键词：胆结石；胆管炎；中西医结合疗法

胆石症（包括胆囊结石、肝内外胆管结石、胆总管结石）是临床常见病、多发病。多数肝外胆管结石发生在胆总管下段，称之为胆总管结石，胆囊管及肝内胆管的结石也多有发生。由于肝外胆管结石梗阻、感染导致急性重症胆管炎时有发生，目前西医多采用手术方法治疗。几年来，我们对不同意手术治疗的重症胆管炎 6 例采用中西医结合方法治疗均获成功，现报告如下。

例 1：女，74 岁，因腹痛、寒战、黄疸、恶心、呕吐 3 天，于 2007 年 11 月 5 日入院。查体：体温 35.8℃，呼吸 24 次 / 分，脉搏 120 次 / 分，血压 90/70mmHg，表情淡漠，周身湿冷，末梢凉，皮肤巩膜轻度黄染，心率 120 次 / 分，心律齐，双肺呼吸音粗糙；右上腹隆起，可触及椭圆形包块，大小为 16.0cm×10.0cm，触痛明显，肌紧张（+），反跳痛（+），墨菲征（+）。辅助检查：白细胞（WBC）25.9×10^9/L，中性粒细胞（N）0.77，血红蛋白 169g/L，空腹血糖 8.6mmol/L，血尿素氮 10.4 mmol/L，血钾 3.28 mmol/L，血钠 132.4mmol/L，血氯 89.9mmol/L；尿蛋白（+）；谷内氨酸转氨酶（ALT）92U/L，天冬氨酸转氨酶（AST）64 U/L，碱性磷酸酶（ALP）360U/L，γ - 谷氨酸转移酶（γ-GT）224U/L，总胆红素（TBIL）52.6μmol/L。超声检测：胆囊增大 11.3cm×5.6cm，壁毛糙，厚 0.5cm，内见泥沙样结石影，范围 1.8cm×1.0cm，较大的结石影为 0.5cm×0.4cm 和 0.6cm×0.5cm，胆囊管扩张，近端 2.1cm，远端 1.6cm，远端可见 1.0cm×0.8cm 和 0.6cm×0.5cm 的结石影，胆总管不扩张。胸片正位：主动脉迂曲延长，主动脉弓突出，肺纹理模糊，右侧可见小叶间线。心电图示：Ⅱ、Ⅲ、aVF、$V_3 \sim V_6$ 的 ST-T 改变。诊断：①胆囊结石、胆囊炎；②胆囊管结石、梗阻并化脓性胆管炎；③感染性休克（早期）；④冠心病心功能 2 级；⑤ 2 型糖尿病。

治疗方法：中药自拟"解毒利胆排石汤"，由茵陈、柴胡、白芍、枳壳、栀子、厚朴、香附、郁金、延胡索、半夏、广木香、金银花、败酱、姜黄、蒲公英、虎杖、黄连、鸡内金、大黄等药组成，每日 1 剂，水煎，分 2 次于早、晚餐前 30 分钟口服。原则上配合高脂餐，每餐后 15 分钟口服 50% 硫酸镁溶液 15mL，每 24 小时排稀便 3 ～ 5 次为宜。

西药：①以第一阶梯治疗中西药基本方剂为主。②抗生素组选用注射用头孢曲松钠 3.0g。③活血化瘀药加 0.9% 氯化钠注射液 250mL+ 血栓通注射液 10mL。以上药物每日常规静脉滴注 1 次（用药 10 天）。④肝氨注射液（六合氨基酸）、20% 人血白蛋白酌情应用，注意水电解质平衡，同时抗休克综合治疗。1 小时后患者休克纠正，症状明显缓解，安静入睡，2 小时后进食米粥 250g，11 小时后排稀便 1 次，排出少量黄褐色泥沙样结石及 3 块小结石；最大 0.5cm×0.4cm，入院 24 ～ 72 小时内病情逐渐好转。超声示：胆囊张力逐渐下降，胆囊管扩张减轻，远端由 1.6cm 变为 1.2cm。但胆囊管内结石增多，内见结石影 4.5cm×1.2cm。11 月 8 日下午，患者病情变化，腹痛加剧。超声示：胆囊增大，12.0cm×5.4cm，胆囊管扩张，近端 2.0cm，远端 1.2cm，内见结石堆积，最大为 4.5cm×1.2cm，此时患者已 72 小时不发热，WBC$9.8×10^9$/L，CT 检查除外肝占位性病变。于 11 月 8 日 18 时 30 分进行胆囊管体外冲击波碎石（应用上海交大南洋医疗器械有限公司生产的 JDPN-VA3 型双波源体外冲击波碎石机，条件：电磁波源，电压 16kV，冲击次数为 1800 次）。碎石治疗中腹痛突然明显减轻，当晚 21 时 30 分进米粥 500g。11 月 9 日 5 时排出大量泥沙样及块状结石，最大 0.7cm×0.5cm，8 时超声报告：胆囊大小 8.7cm×4.4cm，胆囊管内径 1.1cm，内见结石堆积影，范围 2.8cm×1.0cm，大者 0.9cm×0.7cm；病情迅速好转，11 月 11 日腹部包块消失，压痛消失，11 月 18 日开始单服中药治疗，11 月 24 日超声示胆囊大小 7.1cm×2.6cm，内见结石影，分别为 0.6cm×0.4cm、0.4cm×0.4cm，继续服中药治疗，随访病情无复发。

例 2：女，76 岁，因上腹及后背剧痛、发冷、发热、黄疸、恶心、呕吐反复发作，以胆囊结石、胆总管结石、胆管炎在外院治疗 1 周，症状减轻，但仍有低热、恶心、呕吐。超声报告：胆囊形态饱满，体积增大 11.6cm×3.9cm，壁不厚，毛糙，可见泥沙样结石影，沉积范围 2.2cm×1.6cm，胆总管扩张，近端 1.5cm，远端 1.1cm，内见 1.3cm×1.0cm、1.2cm×1.0cm、1.0cm×0.8cm 的结石影。2007 年 11 月 1 日，采用上述方法治疗 4 小时腹痛症状消失，即进高脂饮食，8 小时后复查超声，胆囊大小 8.9cm×2.5cm，胆总管近端

1.2cm，远端 0.7cm，11 小时后排出泥沙样结石及小块结石，最大为 0.5cm×0.4cm。11 月 6 日超声示：胆囊大小正常，壁毛糙，内见结石影 1.8cm×0.8cm，最大 0.5cm×0.4cm，胆总管扩张 1.0cm，内见结石影 1.0cm×0.8cm、1.0cm×0.6cm、0.9cm×0.5cm，当日行胆总管体外冲击波碎石治疗 1 次（应用仪器条件同上），11 月 7 日排出 5 枚结石，最大直径 1.0cm，无任何不适。11 月 21 日，超声跟踪发现胆总管扩张 1.4cm，内见 1.1cm×0.8cm、0.9cm×0.8cm 两块结石影，又进行第 2 次碎石治疗（应用仪器条件同上）。12 月 6 日复查超声，胆囊内有一横隔，隔下可见几枚结石影，最大 0.6cm×0.4cm，胆总管内径 0.8cm，嘱患者口服熊胆胶囊，配合体位排石治疗，定期复查。

例 3：男，58 岁，因寒战、发热、腹痛、恶心等症状反复发作 3 年。2006 年 10 月 15 日，因上述症状加剧，伴黄疸就诊。WBC19.5×10^9/L，N0.92；肝功能：TBIL142.7μmol/L，DBIL71.6μmol/L，IBIL71.1μmol/L，ALT256U/L，AST124U/L，ΛLP206U/L，γ-GT1228U/L；超声检测：胆囊增大 13.1cm×6.7cm，壁稍厚，肝外胆管扩张 1.2cm，内探及多块结石，范围 4.0cm×1.1cm。诊断：①急性胆囊炎；②肝内外胆管结石并胆管炎。治疗方法大致同上，用药后病情缓解，入院 6 小时开始排稀便，并排出少量泥沙样胆色素性结石，消化道症状明显减轻，开始进半流食，病情稳定。10 月 25 日（入院 10 天后）症状消失，食欲正常，黄疸减轻，并开始排出黑色、有光泽、松脆的粒珠样结石，直径 0.4cm，排石量逐渐增多。10 月 30 日出现明显排石痛，持续约 2 小时，症状缓解，第 2 天排出一大块结石 1.5cm×0.9cm，中西医结合治疗 15 天，单服中药治疗 28 天，共排出 313 枚块状结石及泥沙样结石。2006 年 11 月 27 日 ALP205U/L，γ-GT278U/L，IBIL24.6μmol/L，DBIL12.9μmol/L，ALT49 U/L，AST44U/L。超声报告：左右肝内胆管有结石影，大小分别为 1.8cm×1.0cm 及 1.7cm×0.9cm，胆总管扩张 1.1cm，内可见 1.3cm×0.6cm 的结石影，胆囊内有多个粟粒样结石影，后又服中药 2 周，排出大量结石，患者未再复查，经随访，至今无不适。

例 4：女，73 岁，胆囊切除 7 年，因寒战发热、腹胀痛、黄疸、呕吐于 2006 年 3 月 18 日入院。超声检查：胆囊缺如，肝内外胆管扩张，胆总管扩张 2.2cm，内见结石堆积，范围 3.2cm×1.8cm，经上述方法治疗，12 小时开始排石，症状消失。5 天后超声示：右肝内胆管结石 1.2cm×0.7cm，胆总管 1.2cm，内见 0.8cm×0.6cm、0.6cm×0.6cm、0.6cm×0.4cm 的结石影。住院 5 天，自动出院，门诊口服中药 10 天，至今未复发。

例 5：男，54 岁，胆石症 4 年。2004 年 9、10 月间反复发作右上腹疼痛、恶心、呕吐、黄疸，经抗炎、口服排石药物症状缓解。11 月上述症状加重，在外院静脉滴注甘草酸二胺注射液（甘利欣）、苦参碱等治疗 2 周无缓解，且黄疸加重，不能进食，有时寒战发热，于 2004 年 11 月 15 日来院。查体：体温 37.7℃，呼吸 20 次/分，脉搏 60 次/分，血压 120/80 mmHg，精神萎靡，巩膜皮肤重度黄染，心肺正常，腹饱满，右上腹压痛明显，肌紧张（+），墨菲征（+），下肢水肿（±）。WBC15.8×10^9/L，N0.78；ALT63U/L，AST66U/L，ALP323U/L，γ-GT122U/L，TBIL511.0μmol/L，IBIL180.7μmol/L，DBIL330.3μmol/L，总蛋白 69g/L，白蛋白 39g/L，白球比 1.3。超声报告：胆囊充盈指数正常，壁厚 0.3；胆囊内见多个偏强回声，后伴声影，随体位变化而移动，其最大直径约为 2.6cm，肝内胆管轻度扩张，肝外胆管 1.2cm，肝外胆管中下段可见偏强回声，大小约为 1.0cm×0.7cm，后伴声影。诊断：①胆囊结石；②肝内外胆管结石并胆管炎；③胆汁淤积性肝炎。应用上述方案治疗，患者口服中药 1 小时后腹痛明显减轻，恶心、呕吐等症状消失，进食汤面 500g，中午开始进高脂餐，服药后 10 小时开始排稀便，并排出部分泥沙样胆固醇结石，以后排石量逐渐增加，食欲好转，高脂餐后无任何不适，黄疸逐渐消退。11 月 18 日（治疗 4 天后）肝功能：TBIL303.1μmol/L，IBIL101.6μmol/L，DBIL201.5μmol/L，AST55U/L，ALP168U/L，γ-GT106U/L，余正常。上述方案治疗 15 天后（中草药方剂随症加减）一切顺利，排出大量泥沙样胆固醇性结石和胆色素性结石及块状混合型结石，最大 1.0cm×0.8cm，ALT66U/L，AST93U/L，ALP180U/L，γ-GT109U/L，TBIL130.5μmol/L，IBIL103.9μmol/L，DBIL26.6μmol/L，余正常。11 月 30 日开始单独用中药治疗，药味随症状加减。2005 年 1 月 4 日查 ALT40U/L，AST62U/L，γ-GT59U/L，TBIL29.6μmol/L，DBIL3.0μmol/L，余正常。超声检查：胆囊体积正常，壁稍厚，毛糙，其内可见多个结石，最大 0.8cm×0.6cm，连续服中药至 2005 年 1 月 25 日，肝功能正常。超声示胆囊壁厚 0.3cm，无结石声影，经治疗痊愈。

例 6：男，63 岁，2001 年 9 月 14 日因胆石症发作，在当地二级医院住院治疗 1 个月，先后出现发冷、发热、腹痛、黄疸、休克、昏迷等五联征，病情危重。1 个月体重下降 11.5kg，10 月 15 日出院，有微热，仍不能进食。超声报告：胆总管扩张 2.6cm，内见多块结石影，最大 1.8cm×1.2cm，为胆囊结石充满型。10 月 19 日采用上述方法治疗，8 小时后开始排出块状结石（胆固醇钙混合结石）8 块，均 1.0cm 以上，症状立即明显减轻，共治疗 65 天（中西医结合治疗 15 天，单服中药治疗 50 天），排出 214 块结石，最大块 2.4cm×1.5cm，其中直径 1.0cm 以上结石 37 块，总重量 21.76g，痊愈。

讨论：急性重症胆管炎的主要表现为 Charcot 三联征。当病情进一步发展时，除上述体征外，还有血压下降、精神症状，即 Reynold 五联征。但有时因发病时间、患病年龄、病变部位及肝脏损害的程度不同，临床症状、体征以及病理、生理的改变有较大的差异[1]。1983 年，中华医学会外科学会确定了急性重症胆管炎的诊断标准。即临床上出现休克或下列 6 项指标中的 2 项，即可界定为急性重症胆管炎：①精神症状；②脉搏超过 120 次／分；③白细胞 > $20×10^9$/L；④体温超过 39℃或低于 36℃；⑤胆汁为脓性，切开胆管时，胆管内

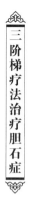

压力明显增高；⑥血培养阳性。此标准对胆管炎患者危重程度的评估和诊断治疗具有重要的指导作用，迄今仍在临床沿用。但这一经验性的诊断标准对确定急性重症胆管炎有一定的误诊率[1]。胆石症合并急性化脓性胆管炎的患者存在两大问题，即梗阻和感染，但两者互为因果，主要矛盾仍然是梗阻，通则不痛、痛则不通就是这个道理。自拟"解毒利胆排石汤"，诸药配伍，具有十分强大的舒肝利胆、清热解毒、理气止痛之功效。黄芪、丹参、血栓通注射液等药能扩张血管，抑制血小板聚集，降低血黏度，活血通脉，消栓抗凝，改善微循环，其补血升阳功效更是毋庸置疑。这种有机的中西医结合方法强强联合，优势互补，符合阴阳平衡，天人合一的和谐理念，取得了消炎、利胆、解痉、溶石、排石五位一体的综合效应。这种中西医结合的排石方法在各种胆石症的治疗中都取得了显著的效果。

参考文献

[1]陈积圣,霍景山,陈贵花.急性重症胆管炎的病情评估和治疗措施[J].新医学，2007,38（10）：678～680.

中西药结合治疗胆石症 408 例

黄万成[1] 宗晓梅[2] 张振娟[3] 韩月辉[3] 姜晓莉[1] 宗希凤[3] 宗鹏[3]

（1.秦皇岛市公安医院外科，河北秦皇岛 066000；2.华北煤炭医学院秦皇岛分院内科；3.秦皇岛宗氏结石病研究院结石科）

关键词：胆石症；排石系列疗法；中药为主；中西药结合；特殊饮食

胆石症包括肝内外胆管结石、胆囊结石和胆总管结石，为临床多发性、难愈性疾病。长期以来，如何应用非手术方法有效地治疗胆石症成为一个重要的研究课题。本文将 2002 年 2 月～2008 年 2 月

应用以中草药为主,中西药结合,配合特殊饮食等综合治疗措施的"排石系列疗法"治疗 408 例胆石症总结如下:

1 临床资料

408 例患者中，男 178 例，女 230 例，其中年龄最小者 12 岁，最大者 86 岁；胆囊结石 341 例，急性发病 37 例（此类病人均有肝功能改变，尤以胆红素、γ - 谷氨酸转移酶、碱性磷酸酶升高明显，最高可达总胆红素 511.0μmol/L，γ - 谷氨酸转移酶 1228U/L，碱性磷酸酶 360U/L），肝内胆管结石 14 例，其中胆囊结石并化脓性胆管炎 6 例（已单独报道）。

2 治疗方法

2.1 第一阶段治疗：①中药治疗：对于隐性结石和隐痛结石患者，采用自拟利胆排石汤加减，水煎服，每日 1 剂，早晚餐前 30 分钟温服；对于上腹痛症状明显和急性发作疼痛的患者，采用自拟消炎利胆排石汤加减，水煎服，视病情每日 1～1.5 剂，分 2～3 次饭前 30 分钟口服。②西药治疗：A. 以第一阶梯西药基本方为主。B. 抗生素选用注射用头孢曲松钠 2.0g，皮试（－）；C. 活血化瘀药加用 0.9% 氯化钠注射液 250mL+ 血栓通注射液 10mL。以上药物每日 1 次，常规静脉滴注。D. 维生素 K 注射液 10mg，黄体酮注射液 20mg，酌情肌注。E. 酌情应用甘草酸二胺注射液（甘利欣）、肝氨注射液（六合氨基酸）、20% 人血白蛋白、普通胰岛素等。氯化钾缓释片 0.5g，每日 3 次，口服。

上述为第一阶段，也称排石系列疗法的冲击阶段用药，一般 5～10 天，特殊情况应用 15 天，这期间原则上配合高脂餐饮食。经过冲击治疗，患者自觉不适症状很快消失或明显缓解，最快 6 小时内即开始排石（一般不超过 24 小时均可排石），最快 3 天内即可彻底痊愈。5 天后复查肝功能各项异常指标明显改善。

2.2 第二阶段治疗：单纯以中草药口服，自拟舒肝利胆排石汤或

胆石症治疗经验与体会篇

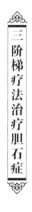

化瘀利胆排石汤，视病情加减，每日 1 剂，分 2 次饭前 30 分钟口服，最短用药 3 天治愈，最长 189 天。

3 结果

3.1 疗效判定：①胆石症症状消失；②超声检查无结石声影；③连续 3 天服药也无结石排出。具备以上三点为痊愈。结石症状消失，排出大部分结石为显效。结石症状消失，排出部分结石（影像学检查示缩小 30% ～ 50%）为好转。结石症状消失，排出结石量不多（影像学检查示缩小少于 30%）为无效。

3.2 治疗结果：住院 205 例，占 50.25%；显效 177 例，占 43.38%；好转 20 例，占 4.90%；有效率为 98.53%；无效率为 1.47%。无效多因胆道狭窄、胆囊内有横隔且为隔上结石、胆囊萎缩无功能等。

4 讨论

排石系列疗法依据冲洗胆道、清洗胆囊、清除胆垢、排出结石为理论指导，用中草药为主、中西药结合、特殊饮食三箭齐发的综合措施，并对部分患者配合体外冲击波碎石，在胆石症治疗中取得了显著成效。它具有两大特点：①自拟的舒肝利胆排石汤、消炎利胆排石汤和化瘀利胆排石汤等方药，组方独特，采用的纯中药配方药物具有强大的消炎、利胆、解痉、溶石、排石五位一体的功效。冲击阶段治疗时配合血栓通及黄芪、丹参注射液等益气、活血、化瘀药物，极大地提升了脏腑功能，增强了排石效果的同时，扩大了治疗范围，提高了治疗的安全性和效果。②排石必泻，腹泻时水电解质必失衡，这是中药治疗胆石症的一大缺憾。排石系列疗法中的常规输液治疗，有力地保证了患者内环境的稳定，高脂餐的配合更有利于胆汁的分泌及胆囊的收缩。

排石系列疗法强强联合、优势互补、取长补短，在治疗中充分体现了阴阳平衡、天人合一、自然和谐的排石理念，是药物排石的一种有效方法。

"三阶梯"综合疗法治疗急性胆囊炎 56 例

宗晓梅[1]，宗鹏[2]，黄万成[4]，宗希凤[3]，韩月辉[3]，张振娟[2]，郭淑清[3]，
郑乃英[3]，潘志伟[3]

（1.秦皇岛市卫生学校，秦皇岛 066000；2.秦皇岛宗氏结石病研究院，
秦皇岛 066000；3.秦皇岛国粹苑结石专科门诊部，秦皇岛 066000；4.秦皇
岛市公安医院，秦皇岛 066000）

摘要：目的：通过对 56 例急性胆囊炎患者的治疗观察，探讨"三阶
梯"综合疗法对急性胆囊炎的治疗效果。方法：共 56 例急性胆囊炎、胆
石症患者均应用"中西医结合排石系列疗法"为基本疗法，并适时应用"体
外冲击波碎石"技术配合治疗，少数病例通过"微创保胆取石"技术等综
合治疗方法。结果：本组 56 例，男 32 例，女 24 例；其中治愈 43 例，
占 76.8%，有效 56 例，有效率为 100%。结论："三阶梯"综合疗法是急
性胆囊炎、胆石症病人实现"清除结石、保住胆囊"的有效方法。

关键词：急性胆囊炎；胆结石；"三阶梯"综合疗法

急性胆囊炎是胆囊结石的一种常见并发症，大约 90% 的急性胆
囊炎是由胆囊结石引起的。目前，对于急性胆囊炎、胆石症的治疗，
一般主张急性期采用非手术治疗，绝大多数患者的症状可以缓解，
待完全恢复 6 周后再择期手术切除胆囊。如病情经非手术治疗不能
控制，发展到急性化脓性胆囊炎，有发生胆囊坏疽穿孔的危险，或
者胆囊已经发生了穿孔并引发了胆汁性腹膜炎，应及时改用手术疗
法切除胆囊，或视病情酌情行胆囊造瘘术，择机切除胆囊。

我院自 2011 年 1 月至 2013 年 12 月，三年里应用"三阶梯"综
合疗法对急性胆囊炎、胆石症病人 56 例进行综合治疗，取得了"清
除结石、保住胆囊"的理想效果。

具体情况总结如下。

1 临床资料

1.1 一般情况：本组急性胆囊炎、胆石症病人 56 例。男 32 例，

胆石症治疗经验与体会篇

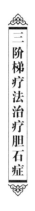

女 24 例，年龄 41 岁～65 岁，其中 40 例为首次发作，反复发作 16 例，慢性胆囊炎病史最长达 20 年。56 例均有突发右上腹或后背剧烈持续疼痛、阵发加剧、恶心、呕吐等症状。发热 50 例，右上腹压痛 56 例，肌紧张 48 例，反跳痛 16 例，胆囊肿大 8 例。

1.2 血常规：白细胞 $> 10 \times 10^9$/L 的 54 例，白细胞 $> 20 \times 10^9$/L 的 1 例，中性粒细胞 $> 70\%$ 的 55 例，最高达 93.8%。

1.3 彩超示：胆囊增大，胆囊壁厚度 0.4～1.6cm，胆结石充满型 5 例，最大结石直径 2.8cm，胆汁呈絮状物 7 例。

2 治疗方法

2.1 中西医结合排石系列疗法

第一阶段治疗

2.1.1 中药治疗：均属湿热型胆石症，以消炎利胆、清热祛湿、疏肝理气、活血化瘀为主，采用自拟消炎利胆排石汤加味，水煎服。每次 1/2 剂，每日 3 次，早、中、晚餐前 30 分钟温服。

2.1.2 西药治疗常规：①以第一阶梯中西药基本方为主；②加大抗生素用量，注射用头孢西丁钠 2.0g，皮试（－），2～4 次 / 日，静点，视病情酌定；③ 甘草酸二铵注射剂、肝氨注射液、20% 血白蛋白及胰岛素等药物视病情酌用。

上述为第一阶段即冲击治疗阶段用药，一般为 10～15 天。上述治疗期间，原则上配合高脂餐；经过冲击治疗，患者自觉腹痛、发热等症状很快缓解或消失；一般 24 小时内均可有胆固醇或胆色素性结石开始排出，最快 6 小时即排出；排大便次数每 24 小时控制在 3～5 次为宜。治疗 10 天后，大便颜色逐渐由褐色变成黄色。

第二阶段治疗：单纯以中药口服，可采用自拟化瘀排石汤为主或舒肝利胆排石汤，视病情酌定，每日 2 次，早、晚餐前 30 分钟温服，每次 1/2 剂，第二阶段治疗最长用药 40 天。

2.2 体外冲击波碎石治疗：本组 56 例病人均进行 ESWL 治疗。

其中50例发热病人及白细胞升高病人经2～5天治疗后,均体温正常,白细胞正常,症状明显改善,再行 ESWL 治疗,一般治疗2～6次不等,每隔 10 天治疗 1 次。

2.3 手术方法治疗:微创保胆取石手术是第三阶梯治疗方法。本组有 3 例病人结石较大,最大直径 2.8cm×1.6cm,结石较多,最多为 192 块,并且结石为含钙量高的胆固醇结石,无法达到碎石成功和有效排石之目的,均经规范治疗后,符合微创保胆手术条件,采取微创保胆或同时配合胆总管探查取石术治愈。

3 讨论

胆囊结石是引发急性胆囊炎的主要原因。当胆囊里的结石嵌顿在胆囊管、胆总管或胆囊颈部,造成不同程度的胆汁排泄障碍,导致胆汁淤滞、胆汁浓缩,此时,肠道细菌逆行,在相对封闭的环境中大量生长繁殖,从而引发胆囊壁及胆管化脓性炎症。由于胆汁流出道阻塞,感染化脓的胆汁不能排出,并且炎症从胆囊壁大量渗出,导致胆囊腔压力升高,造成胆囊供血障碍,如此演化成恶性循环,导致胆囊坏死和穿孔的发生。通过外科手术,视病情择机切除胆囊或立即切除胆囊是目前治疗急性胆囊炎的标准方法。对于这种急性胆囊炎病人,完全不具备微创保胆的条件。因此,如何帮助急性胆囊炎病人实现"清除结石、保住胆囊"的心愿,便成了一个值得研究的课题。

历经 30 余年的研发和临床实践,充分证明"中西医结合排石系列疗法"具有强大的消炎、利胆、活血、化瘀、解痉、溶石、排石七位一体之功效。自拟消炎利胆排石汤中,柴胡、枳壳、郁金、香附、木香、川楝子疏肝理气,行气散瘀;白芍、甘草平肝缓急止痛;茵陈、栀子、黄芩清热利湿;丹参、穿山甲、桃仁活血化瘀;鸡内金、威灵仙化石溶石;大黄、栀子、茵陈有良好的促进肝脏分泌胆汁、扩张胆总管及松弛奥迪括约肌的作用;大剂量的金银花、蒲公英、

胆石症治疗经验与体会 篇

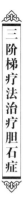

板蓝根、黄连等药物，充分发挥抗炎解毒、抑菌之功效。另外，西制中药制剂如血栓通、丹参、舒血宁、冠心宁药物的应用，大大提升了活血化瘀、全面改善脏腑功能的功效。因而实现了"强强联合、优势互补、取长补短、阴阳平衡、天人合一、自然和谐"的排石理念。ESWL技术的应用，实现了1+1＞2的治疗效果。本组另有13例病人，虽然胆囊急性炎症已经得到有效控制，但胆囊壁经过2～4周治疗，由于反复出现排石痛的干扰，尚未达到手术标准，自愿放弃待机保胆治疗而采取腹腔镜切胆治疗。

综上所述，不难看出"三阶梯"综合疗法是急性胆囊炎、胆石症病人实现"清除结石、保住胆囊"的有效治疗方法。

三阶梯综合方法治疗老年胆石症 25 例

黄万成[1]，宗希凤[1]，徐志忠[1]，郭淑清[1]，韩月辉[1]，张振娟[2]

（1. 秦皇岛国粹苑结石专科门诊部，秦皇岛 066000；2. 秦皇岛宗氏结石病研究院，秦皇岛 066000）

摘要：目的：治疗观察总结"中西医结合排石系列疗法"[1]适当配合冲击波体外碎石技术和微创保胆"三阶梯"综合方法治疗老年胆石症的效果。方法：共25例71～92岁老年胆石症患者均应用"中西医结合排石系列疗法"为基本治疗方法，并适时应用"冲击波体外碎石技术"配合治疗和"微创保胆取石技术"的综合方法。结果：本组25例，男11例，女14例。其中治愈15例，占60%，有效25例，有效率100%。结论："中西医结合排石系列疗法""体外冲击波碎石技术"和"微创保胆取石术"的"三阶梯"综合疗法安全有效，疗效可靠。

关键词：三阶梯；老年胆石症

胆石症是常见病、多发病，在我国发病率约为8.9%[2]。传统的胆囊切除术（包括腹腔镜切除胆囊）仍然占据主导地位。近年兴起的微创保胆取石术正处于方兴未艾的状态，满足了广大"保胆"患者的愿望。但是，有相当数量的老年胆石症患者，由于年迈体衰，又同时患有其他老年性慢性疾病，导致病人不能承受外科手术创伤，造成外科医师束手无策的尴尬局面。面对危重病人无药可医的结局，每位白衣天使的心情都十分沉痛，病人及家属更是难以接受。

我院 2011 年 1 月至 2012 年 12 月共收治 71 岁至 92 岁高龄胆石症病人 25 例，其中 23 例属高危和极高危病人，2 例危重病人。经采用"中西医结合排石系列疗法""体外冲击波碎石技术"和"微创保胆取石术"的"三阶梯"综合疗法，取得了良好的临床效果。总结如下：

1 临床资料

本组胆石症病人 25 例。男 11 例，女 14 例，年龄 71～92 岁。其中，胆囊结石并肝内胆管结石、胆总管结石病人 17 例，均有腹痛、发烧、黄疸三联征及肝功能异常；单纯胆囊结石 3 例；胆囊切除术后并发肝内胆管结石、胆总管结石 5 例；25 例病人中有 11 人同时患有高血压、糖尿病、冠心病（心功能 2～4 级 7 人）、肺内感染中的 3 种或 4 种疾病；有 13 人同时患有 2 种疾病，只有 1 人患高血压 2 级。

2 治疗方法

2.1 中西医结合排石系列疗法

第一阶段治疗

2.1.1 中药治疗：对 17 例患有胆囊结石、肝内胆管结石、胆总管结石并伴腹痛、发烧、黄疸三联征的病人，治疗以消炎利胆、疏肝理气、活血化瘀为主。采用自拟消炎利胆排石汤加味，水煎服，每次 1/2 剂，每日 2～3 次，早、中、晚餐前 30 分钟温服；对胆囊切除术后并发肝内胆管结石、胆总管结石，但无明显感染症状的病人，采用自拟化瘀利胆排石汤加减，水煎服，每次 1/2 剂，每日 2～3 次，早、中、晚餐前 30 分钟温服；对单纯胆囊结石采用利胆排石汤加减，水煎服，每次 1/2 剂，每日 2～3 次，早、中、晚餐前 30 分钟温服。

2.1.2 西药治疗：①按西药用药常规；②抗生素组选用注射用头孢哌酮舒巴坦钠 3g（山东瑞阳制药有限公司，国药准字 H20013190）；③甘草酸二胺注射液、肝氨注射液、20% 人血白蛋白、普通胰岛素等药物视病情酌用。上述为第一阶段治疗，也称排石系列疗法的冲击阶段用药，一般 10～15 天；期间原则上配合高脂餐饮食，经过冲击治疗，患者自觉不适症状很快消失或明显缓解。一般 24 小时内均有胆色素性结石或混合性结石开始排出，排大便次数每 24 小时控制在 3～5 次为宜。治疗 10 天左右，大便颜色逐渐由褐色变成黄色。

第二阶段治疗：单纯以中草药口服，采用自拟化瘀排石汤为主，视病情加减，每日 1 剂，分 2 次早晚餐前 30 分钟温服。第二阶段治疗最长用药 30 天，其中有 2 例病人于第一阶段用药 5 天后（围手术期处理）判定为肝内胆管无结石，随即行微创保胆取石手术。

2.2 体外冲击波碎石治疗：本组 25 例病人，均实施体外冲击波碎石治疗。治疗部位按结石分布部位不同，分别进行肝内胆管、胆总管、胆囊结石的碎石治疗。目的是击碎肝胆管内梗阻或嵌顿的结石，打开排石通道，以使肝胆管结石顺利排出。冲击波体外碎石治疗最少 1 次，最多 6 次，每 2 次间隔时间为 10～15 天。两种治疗方法恰当配合，效果甚佳。

2.3 手术方法治疗：本组 2 例病人均因胆囊结石较大（最大 2.2cm×1.8cm）、数量较多（最多 7 枚），且结石含钙量高，无法达到成功碎石和有效排石的目的。2 例病人男女各 1 例，一例 75 岁，另一例 80 岁。经采用微创保胆取石手术并同时摘除胆囊息肉 4 枚，一期保胆顺利成功，术后 1 周痊愈出院，至今无复发。

3 结果

3.1 疗效判定（自拟标准）：①胆石症症状、体征消失；②搜集到排出的结石；③因结石引发的肝功能异常恢复正常；④彩超检查无结石声影；⑤继续连续服药 1 周也无结石排出。具备以上 5 点为痊愈。具备①、②、③项，并且彩超检查结石影像缩小 50% 以上为显效；具备①、②、③项，但彩超检查结石影像缩小 50% 以下为好转；治疗 5 天内无结石排出，彩超检查结石影像未见缩小视为无效。

3.2 治疗结果：治愈 15 例，治愈率为 60%，显效 8 例（其中 6 例行 ERCP 成功），好转 2 例，总有效率为 100%。

4 讨论

胆石症是常见病、多发病，随年龄增长，发病率逐渐升高。资料表明，70 岁以上老人发病率为 20% ~ 50%[3]。本组 25 例为 71 ~ 92 岁高龄老人，由于合并高血压、糖尿病、冠心病、肺内感染及胆道感染等多种疾病，再加上年老多病、体虚，不能承受传统手术治疗的打击，导致身陷绝境，后果堪忧。

我院"中西医结合系列排石疗法""体外冲击波碎石技术"和"微创保胆取石术"的"三阶梯"综合治疗方法，让老人起死回生，找回健康。

"中西医结合排石系列疗法""体外冲击波碎石技术"和"微创保胆取石术"的"三阶梯"综合治疗胆石症的独特效果已经充分显现，值得不断探索、总结和提高。

参考文献

[1] 黄万成，等 . 中西医结合治疗急性重症胆管炎 6 例［B］. 临床荟萃，2008，23(13)：966.

[2] 张宝善 . 关于胆囊结石治疗的争论——与 Langenbuch 理论商榷［A］. 中国医刊，2007，42（5）：2.

[3] 朱彦臣 . 胆囊炎胆石症预防 400 问 . 北京，中国中医药出版社，1998.

胆石症治疗经验与体会 篇

中西医结合、内外科结合治疗胆囊结石充满型 46 例

宗鹏[1]，黄万成[2]，宗希凤[2]，徐志忠[2]，宗晓梅[3]，韩月辉[1]，张振娟[1]，郭淑清[2]，郑乃英[2]

（1.秦皇岛宗氏结石病研究院，秦皇岛 066000；2.秦皇岛国粹苑结石专科门诊部，秦皇岛 066000；3.河北联合大学秦皇岛分院，秦皇岛 066000）

摘要：目的：通过对 46 例胆囊结石充满型胆石症患者的治疗观察，研究胆囊结石充满型病人的胆囊能否经过积极恰当的综合治疗恢复胆囊的正常功能，实现保住胆囊的愿望。方法：中西医结合、内外科结合的"三阶梯"综合治疗方法。结果：46 例胆囊结石充满型病人治疗 10 天以上 41 例（治疗不足 10 天的不在统计之内），有效 37 例，占总数 90.2%；痊愈 19 例，占总数 46.3%；无效 4 例，占总数 9.8%。结论："三阶梯"综合治疗方法是胆囊结石充满型患者实现保住胆囊愿望的有效方法。

关键词：胆囊结石充满型；中西医结合；内外科结合

依据"温床理论"，患了结石的胆囊已是不可救药，必须一切了之，对于胆囊结石充满型的胆囊更是切胆没商量，这一著名理论从 1882 年提出到现在已有 130 多年的历史。直至今天仍然占据着绝对统治地位。张宝善教授发明的微创保胆取石技术，彻底打破了"温床理论"一统天下的局面。我院专业人员 28 年坚持中西医结合治疗胆石症，取得了显著效果。自 2001 年以来，中西医结合治疗胆囊结石充满型胆石症的研究已取得了突破性进展。本文将我院 2010 年 10 月至 2012 年 12 月应用中西医结合、内外科结合的"三阶梯"综合疗法，系统治疗胆囊结石充满型患者 46 例的具体情况总结如下：

1 临床资料与分型

1.1　46 例患者中，男 18 人，女 28 人，其中年龄最小 20 岁，最大 84 岁。上述患者均有上腹不适、胀痛、后背疼痛等临床症状，

轻重不一，病史最长的 20 年，重者反复发作。急性发病 12 例（主要表现上腹剧痛，寒战高热，黄疸等），病人大多有肝功能改变，尤以胆红素、γ - 谷氨酸氨基转移酶、碱性磷酸酶升高明显。

1.2 分型 为了便于临床观察治疗，我们将其分为以下两型：

1.2.1 胆囊结石充满Ⅰ型（即单纯充满型）26 例：多无明显症状或症状较轻，没有急性发病史。B 超示胆囊大小正常，胆囊内结石几乎充满，仅有少量胆汁。

1.2.2 胆囊结石充满Ⅱ型（即梗阻型）20 例：梗阻型有反复发作的病史。按胆囊形态又分为饱满型和萎缩型。饱满型近期有急性发病史，多数进食有腹胀感和消化不良等症状。萎缩型大多病史较长，一般 12 个月以上。

1.3 B 超影像 胆囊轮廓显示不清，腔内见致密点状强回声，后伴声影或胆囊轮廓欠清晰，囊内似乎可见少量胆汁，且见大量强光团充满，或见胆囊内充满大小不等的强光团，后伴声影，胆囊壁 ≥ 5mm（最厚达 1.5cm）。

1.3.1 其中 13 例：B 超示胆囊外形饱满，胆囊颈有结石嵌顿，随体位改变移动不明显，胆囊腔有多发絮状结石。

1.3.2 其中 7 例：B 超示胆囊萎缩、变小，无胆汁，结石充满。

2 病因（结石充满型的形成原因）

2.1 常见病因如下 长期高脂或低脂饮食、胆汁成分代谢比例失调、饮食不规律（不进早餐或不按时进餐）、胆道感染、胆道蛔虫、妊娠、肥胖、西化的饮食、全胃肠外营养以及遗传等因素。

2.2 除以上常见病因外，还有以下病因

2.2.1 发现胆囊结石后（患者不同意切胆）遵照医嘱禁高脂类食物，导致胆囊收缩功能减退，陈旧胆汁得不到更新代谢，胆汁淤滞，发展成胆囊结石充满型。

2.2.2 胆囊结石病史较长，反复发作，且每次治疗不彻底（甚至

胆石症治疗经验与体会 篇

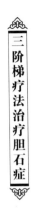

多数患者以胃病治疗），胆囊形成慢性炎症，胆囊壁纤维增生、增厚、胆囊收缩功能下降，胆汁淤滞，胆囊管梗阻后胆囊腔原有胆汁不能排出，胆囊黏膜分泌物及脱落细胞形成絮状结石，长时间梗阻致胆囊黏膜分泌功能下降、胆囊萎缩。

2.2.3 一些解剖因素致胆囊畸形、胆管狭长。如：①分隔型胆囊；②长筒型胆囊；③胆囊壶腹膨大、畸形、成角，易嵌顿结石；④胆囊位置变异、肝内胆囊。

3 治疗方法

本文所说的中西医结合、内外科结合的"三阶梯"综合疗法是指采用"中西医结合排石系列疗法"[1]配合"体外冲击波碎石技术"，条件成熟后采取"微创保胆取石术"的治疗方法。

3.1 中西医结合排石系列疗法

3.1.1 第一阶段治疗（冲击治疗阶段）

（1）中草药治疗：在辨证施治的前提下，抓住肝郁气滞之要害，采用疏肝理气、消炎利胆、活血化瘀的综合方法；应用自拟消炎利胆排石汤加减或化瘀利胆排石汤加减，水煎服，每次1/2剂，每日3次，早、中、晚餐前30分钟温服。

（2）西药治疗：①按西药基本方。②抗生素选用注射用头孢哌酮舒巴坦钠3.0g（山东瑞阳制药有限公司，国药准字H20013190）。③合并胆胃综合征用0.9%氯化钠250mL＋泮托拉唑40mg。以上药物每日静脉滴注1次。④甘草酸二胺注射液、肝氨、白蛋白等酌情应用。一般应用10～15天，又称为排石系列疗法的冲击治疗阶段，期间原则上配合高脂餐。

经过上述治疗，病人一般24小时内开始排石，最快6小时内排石。因胆石症引发肝功能异常者，5天后复查肝功能各项异常指标明显改善。此阶段病人每日排3～5次稀便为宜。

3.1.2 第二阶段治疗 单纯以中草药汤剂口服，自拟化瘀利胆排石汤加减,水煎服,每日 1 剂,早、晚餐前 30 分钟温服。一般需坚持治疗 10 ~ 25 天,总疗程 30 ~ 45 天。此阶段病人每日排 1 ~ 2 次软便为宜。

3.2 体外冲击波碎石治疗是"三阶梯"治疗的第二步,在上述两个阶段的治疗中,对符合碎石治疗条件的病人适当进行体外冲击波碎石治疗,目的是及时解除胆囊颈部、胆囊管或胆总管存在的结石梗阻胆道的问题,以便使胆汁能够顺利进入胆囊,胆囊内结石能够顺利进入肠道而排出体外。一般每两次治疗间隔 10 天为宜。

3.3 微创保胆取石治疗是"三阶梯"治疗的第三步,采用北京大学第一医院张宝善教授发明的微创保胆取石术(切除息肉),对胆囊功能基本恢复正常(胆汁充盈明显,胆囊壁厚度 < 5mm),但仍有部分结石的病人依据本人意愿进行微创保胆取石术治疗,达到彻底清除结石、保住胆囊的目的。

4 结果

4.1 疗效判定 以第一步、第二步综合治疗后彩超或 CT 检查结果为依据进行综合对比分析,做出胆囊功能是否基本恢复的效果判定,自拟判定结果如下:①胆囊轮廓清楚,形态、大小正常;②胆汁充盈明显;③胆囊壁厚度 < 5mm;④排出大量结石。具备③项加①、②、④中任何一项为显效;不具备第③项,具备①、②、④三项为好转;四项均不具备为无效。结石排净或采取微创保胆取石术取净结石者为治愈。

4.2 治疗效果(治疗不足 10 天者不在统计之内) 治疗超过10 天的共 41 例,其中治疗 10 ~ 15 天的 7 例。有效 37 例,有效率90.2%;痊愈 19 例(单纯中西医结合排石治愈 2 例,结合微创保胆取石术 17 例),占 46.3%;显效 14 例,占 34.1%;好转 4 例(胆囊癌变、胆囊切除各 1 例),占 9.8%;无效 4 例,占 9.8%。

4.3 典型病例

马某，女，42岁，辽宁盘锦市人。患胆囊结石20余年，因惧怕切胆一直被病痛折磨，于2012年10月10日经病友介绍来我院就诊。当时彩超提示胆囊结石充满，无胆汁影像。系统治疗10天排出大量结石，复查仍无胆汁；再次碎石治疗，于第二个10天内复查彩超，有胆汁影像，患者症状明显好转，系统治疗30余天，符合手术指征，于2012年12月5日在我院行微创保胆取石术，术中见胆囊黏膜良好，一期保胆成功。

石某，女，33岁，住深圳市。患胆石症10余年，当地确诊为胆囊结石充满型，建议切胆，于2010年12月13日来我院。彩超检查提示胆囊轮廓不清，胆囊结石充满，无胆汁影像，应用"中西医结合排石系列疗法"配合"体外冲击波碎石技术"，治疗15天排出大量结石。复查彩超，胆囊见胆汁影像，出院继续服化瘀利胆排石汤30天，胆囊壁恢复正常，于2011年5月4日来院行微创保胆取石术治疗，5月10日出院，一期保胆成功。

5 讨论

5.1 黄志强院士指出：以人为本是医学创新的源泉，外科不再是以单纯切除组织与器官为手段，而是以恢复人体机能为目的。我院的宗旨是"清除结石、保住胆囊、以人为本、竭诚服务"。传统观念认为胆囊结石充满，胆囊已丧失功能，无保留价值。根据我们多年临床经验及研究，结合对手术后病人的观察证实：胆囊结石充满、胆囊功能丧失的病人有相当一部分通过我们的"三阶梯"科学疗法系统治疗，"已经丧失功能的胆囊"大部分可以恢复功能，同时证明胆囊炎性病变是可逆的。

5.2 "中西医结合、内外科结合"包括"中西医结合排石系列疗法"和"体外冲击波碎石术"及"微创保胆取石术"的综合治疗方法是我院"清除结石，保住胆囊"的"法宝"。

中西医结合排石系列疗法依据"冲洗胆道，清洗胆囊，清除胆垢，排出结石"的理论[2]，在辨证施治的基础上抓住胆汁淤滞这一要害，采用以中草药为主、中西医结合、特殊饮食"三箭"齐发的综合措施[3]，在对胆囊结石充满、胆囊"功能丧失"病人的治疗中取得十分理想的效果。它具有两大特点：①自拟消炎利胆排石汤、化瘀利胆排石汤等方药组方独特，具有强大的疏肝理气、消炎、利胆、活血、化瘀、解痉、溶石、排石多种功能为一体之功效[4]，对于改善胆囊血运和炎症的吸收起重要作用。②冲击阶段治疗中配合舒血宁、冠心宁、银杏达莫、黄芪注射液等益气、活血化瘀药物，极大地提升了脏腑功能，十分有效地改善了胆囊壁的血运状况，从而加速了胆囊壁的炎症吸收，满足了机体必要的水电解质的补充，有力地保证了患者内环境的稳定；高脂餐的配合更有利于胆汁的分泌及胆囊的收缩。因此，中西医结合排石系列疗法在治疗中充分体现了"强强联合，优势互补，取长补短，阴阳平衡，天人合一，自然和谐"的排石理念[5]。

在此治疗基础上，适时对病人进行体外冲击波碎石治疗，是我们实行"三阶梯"治疗的第二种方法。目的是解除病人胆囊颈部及胆囊管或胆总管中上段因结石排出过程出现的胆道梗阻问题，这是非常必要的治疗方法，否则可能走上胆囊摘除的道路。微创保胆取石术是我们"三阶梯"治疗的第三种方法，通过前两项综合措施治疗的病人，如果仍有大结石不能排出，或梗阻不能解除，依据病人意愿进行微创保胆取石术（或切除息肉）治疗，达到彻底清除结石、保住胆囊的愿望。

综上所述，一个中西医结合、内外科结合治疗胆囊结石充满型、胆囊功能丧失的胆石症病人的治疗过程就顺利完成了。第一、二阶梯治疗为第三阶梯手术的成功创造了条件；手术又为第一、二阶梯治疗未能治愈的患者提供了治愈保障。这好比一套组合拳，三者缺一不可。

参考文献

[1]黄万成，等.中西医结合治疗急性重症胆管炎6例［B］.临床荟萃，

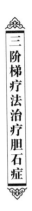

2008，23（13）：966.

[2][3][4]［5]黄万成，等.中西医结合治疗胆石症408例［A].中外
健康文摘，2008，5（8）：1086.

中西医结合治疗胆源性胰腺炎10例

黄万成[1]，宗希凤[1]，宗晓梅[3]，韩月辉[1]，徐志忠[1]，郭淑清[1]，宗鹏[2]

（1秦皇岛国粹苑结石专科门诊部，秦皇岛066000；2秦皇岛宗氏结石
病研究院，秦皇岛066000；3河北联合大学秦皇岛分院，秦皇岛066000）

摘要：目的：通过对10例胆源性胰腺炎治疗的观察，研究
应用"中西医结合排石系列疗法"[1]治疗胆源性胰腺炎的效果，探
讨其替代传统治疗方法的可行性。方法："中西医结合排石系列疗
法"作为基本治疗方法，适当配合体外冲击波碎石技术的综合方
法。结果：本组共10例，男6例，女4例。其中治愈6例，治愈率
60%；显效1例，占10%；好转3例，占30%；有效10例，有效率
100%。结论："中西医结合排石系列疗法"配合冲击波体外碎石技术
治疗胆源性胰腺炎安全可靠，疗效突出。

关键词：中西医结合排石系列疗法；冲击波体外碎石；胆源性
胰腺炎

急性胰腺炎是一种由于胰管阻塞、胰管内压突然增高以及胰腺
血液供应不足等原因引起的胰腺急性炎症。在外科急腹症中，急性
胰腺炎的发病率仅次于急性阑尾炎、急性肠梗阻、急性胆囊炎和急
性胃、十二指肠穿孔，该病的总病死率为5%～10%。如出现并发症，
则增至35%或更高。患者的临床症状并非总有典型表现，一些患者
的病情在好转前恶化[2]。

1临床资料

本院2012年10月至2014年3月收治胆源性胰腺炎病人10例，

其中男 6 例，女 4 例，年龄 37 岁至 63 岁的 10 例病人均患有不同程度的胆囊结石、肝内外胆管结石及胆总管结石，或三者兼有之。其中 5 例病人是在胆囊切除术后患病。10 例病人中有 3 例为首次急性发作，上腹部及后腰剧痛，恶心，呕吐，腹胀、黄疸，发烧，血淀粉酶升高，达 1000 U/L 以上。7 例为急性发作后症状缓解，但消化不良，上腹胀痛明显，血淀粉酶升高，为 150~240U/L。

2 治疗方法

2.1 对照组　采用传统非手术治疗方法，即禁食、胃肠减压输液、改善微循环、抑制胰腺分泌、控制感染等综合治疗措施，疗程为 2 ～ 4 周不等，以后逐步恢复口服饮食。此组病人一般疗程较长，费用较高，体重下降较快、较多，病人较痛苦，多难以彻底痊愈，转为慢性胰腺炎。其中 6 例病人是在上级医院治疗后的慢性胰腺炎患者。

2.2 中西医结合排石系列疗法治疗组

第一阶段治疗：

（1）中草药治疗：采用自拟消炎利胆排石汤加减，水煎服，每次 1/2 剂，每日 3 次，早、中、晚餐前 30 分钟温服。

（2）西药治疗：西药基本方剂。上述为第一阶段治疗，也称排石系列疗法的冲击阶段用药，一般 10 ～ 15 天。期间不必禁食水及胃肠减压，进含碳水化合物的半流食即可。待血淀粉酶正常后即可正常进食。

2.3 体外冲击波治疗　本组有 9 例患者根据不同情况分别进行胆总管结石、胆囊结石或肝内胆管结石体外冲击波碎石治疗。目的是击碎这些部位的结石，解除梗阻，利于结石排出，消除在胆胰管内或瓦特氏壶腹处的胆石，减少加重梗阻的可能性。通过上述综合方法进行治疗，一般于当日腹痛、腹胀、恶心、呕吐等症状立即缓解或减轻。其中 1 例为胆囊切除后肝内外胆管结石、胆总管结石病人，病情反复 3 次，治疗第 11 天病情才开始稳定。

3 结果

3.1 疗效判定，自拟标准①胀痛、腹胀、恶心、呕吐、黄疸、发烧等相关症状及体征消失；②血淀粉酶恢复到正常水平；③搜集到结石；④胆总管结石清除。具备上述 4 项条件为痊愈；具备①、②、③项为显效；具备①项，且血淀粉酶呈下降趋势为好转。

3.2 治疗结果

治愈 6 例，治愈率为 60%；显效 1 例，占 10%；好转 3 例，占 30%。总有效率达 100%。

4 讨论

(1) 胆石症，尤其是胆总管结石，是造成急性胰腺炎的主要原因，临床上称之为胆源性胰腺炎。报道认为：胆总管结石及酒精因素见于 80% 的急性胰腺炎病例 [2]。另外约 10% 的急性胰腺炎患者不能明确致病因素（特发性胰腺炎）。近来，两项关于特发性胰腺炎的前瞻性研究发现，2/3 的患者行 ERCP（十二指肠镜）时，胆道内有小结石或胆泥，行内镜括约肌切开或胆囊切除术或两者同时施行，效果良好 [2]。由此可见，胆源性胰腺炎占急性胰腺炎的发病比率是相当高的。本院统计的 10 例患者均为胆源性胰腺炎病例。胆源性胰腺炎患者胆胰管的局部解剖有一定特点，如胰管较粗，胆胰管间角度大，共同通道较长，胆囊管亦较粗 [2]。

(2) 胆源性胰腺炎是由于结石造成胰管阻塞，胰管内压突然增高，以及胰腺血液供应不足等原因引起的胰腺急性炎症。传统的非手术疗法包括禁食、胃肠减压、防治休克、改善微循环、抑制腺体分泌、控制感染等综合措施，均不能立即有效地解除胰管阻塞。因此，从某种意义上讲，这是一种治标不治本的治疗方法。必然存在疗程长，费用高，患者体重下降快、多，病人痛苦多及难以彻底治愈的弊端。

(3) "中西医结合排石系列疗法"和"体外冲击波碎石技术"的综合治疗方法，是获得省级科技成果的国内领先的医疗技术。上述两种治疗方法加"微创保胆取石技术"是我们"清除结石、保住胆囊"的"法宝"。"中西医结合排石系列疗法"在胆石症的治疗过程中充分体现了强强联合、优势互补、取长补短、阴阳平衡、天人合一、自然和谐的排石理念[3]。洋为中用的冲击波体外碎石技术的恰当配合，实现了立即排石的治疗效果。这是釜底抽薪、治本为主、治标为辅、标本兼治的治疗方法。因此，它的治疗效果是令人满意的。

目前，尽管治疗的病例不多，但是，一条治疗胆源性胰腺炎的新路已经展现在我们的面前。

参考文献

[1] 黄万成.等，中西医结合治疗肝胆管结石 133 例，健康大视野，第 21 卷，2013，（10）:112.

[2] 刘建华,等.肝胆外科临床指导，武汉，华中科技大学出版社，2008:299～300.

[3] 黄万成,等.中西医结合治疗肝胆管结石 133 例，健康大视野，第 21 卷，2013，（10）:112.

中西医结合治疗非结石性胆囊炎 12 例

黄万成[1]，宗希凤[2]，韩月辉[2]，郭淑清[2]，徐志忠[2]，宗晓梅[3]

（1 秦皇岛市公安医院，河北秦皇岛 066000；2 秦皇岛国粹苑结石专科门诊部，河北秦皇岛 066000；3 河北联合大学秦皇岛分院，河北秦皇岛 066000）

摘要：目的：通过对 12 例非结石性胆囊炎患者的治疗观察，探讨治愈非结石性胆囊炎的有效方法。**方法：**中西医结合排石系列疗法[1]适当采用体外冲击波碎石技术。**结果：**12 例非结石性胆囊炎经 10～20 天规范治疗，全部治愈。**结论：**中西医结合排石系列疗法并适当采用体外冲击波碎石技术是治愈非结石性胆囊炎的可靠方法。

关键词：非结石性胆囊炎；中西医结合

胆石症治疗经验与体会 篇

胆囊炎病人中，90%以上都是由结石引起的，其他的胆囊炎在胆囊及胆管系统均无结石存在。因此，也称为无结石性胆囊炎[2]。

我院自 2007 年 3 月至 2014 年 3 月，7 年里共收治非结石性胆囊炎病人 12 例，应用中西医结合排石系列疗法配合适当体外冲击波碎石技术综合治疗取得了彻底治愈的效果。

具体情况总结如下：

1 临床资料

1.1 一般情况

本组非结石性胆囊炎病人 12 例。男 5 例，女 7 例，年龄 25 ~ 63 岁。均有典型的胆囊炎症状及体征，有明确的胆囊炎诊断。胆囊炎病史最短者 3 年，最长者 27 年，急性发作就诊者 3 例。

1.2 彩超检查所见

3 例急性发作病人彩超见胆囊增大、饱满，胆囊壁毛糙，胆汁混浊，未见强回声团及声影。9 例慢性胆囊炎病人彩超见胆囊大小正常，胆囊壁 3 ~ 6mm 不等，个别病人呈现胆汁混浊，均未见强回声光团及声影。

2 治疗方法

2.1 "中西医结合排石系列疗法"

2.1.1 第一阶段中草药治疗：对 3 例急性发作病人，治疗以消炎利胆、疏肝理气、活血化瘀为主。采用自拟消炎利胆排石汤加味，水煎服。每次 1/2 剂，每日 3 次，早、中、晚餐前 30 分钟温服。对 9 例慢性胆囊炎病人，采用自拟疏肝利胆排石汤，水煎服。每次 1/2 剂，每日 2 次，早、晚餐前 30 分钟温服。

2.1.2 第一阶段西药治疗：①西药基本用药常规；②抗生素选用注射用头孢哌酮舒巴坦钠 3.0g（山东瑞阳制药有限公司，国药准字 H20013190）。以上各组药物每日 1 次，常规静脉滴注。上述为第一阶段治疗，也称冲击治疗阶段，一般 10 天即可，期间原则上配合高脂餐。经过冲击治疗，患者自觉不适症状很快消失或明显缓解。一般 24 小时内均有胆色素结石或混合性结石开始排出。大便次数一般以每 24 小时 3 ～ 5 次为宜，治疗 8 ～ 10 天，患者大便颜色由黑褐色逐渐变成黄色。如经上述治疗患者仍有结石继续排出，或胆囊壁厚度仍大于 3mm，可继续单独服疏肝利胆排石汤加味 5 ～ 10 天，即可取得治愈效果。

2.2 体外冲击波碎石治疗

本组有 2 例胆囊炎急性发作患者，在治疗过程中发现增大胆囊的出口处有 2 ～ 3mm 的结石阻塞胆囊管，应立即进行体外冲击波碎石治疗。每例碎石 1 次即取得成功。碎石治疗中，腹痛立即缓解，次日大便搜集到黑褐色泥沙样结石。再复查彩超见胆囊恢复至正常大小，未见结石影。

3 结果

3.1 疗效判定（自拟标准）

①胆囊炎相关症状，即上腹饱胀不适、食欲不振、消化不良、恶心及上腹隐痛、进油腻加重等消失；②搜集到结石（以胆色素结石为主和混合结石）；③彩超示胆囊大小正常，胆汁透声良好，胆囊壁 ≤ 3mm。三项均具备为治愈。

3.2 治疗结果

综合用药 10 天，治愈 8 例，20 天治愈 4 例，治愈率为 100%，随访至今未复发。

4 讨论

非结石性胆囊炎约占胆囊炎病人的 10%。常见的病因有以下几种：①梗阻性胆囊炎：由于胆囊管过大，粘连及淋巴结肿大、肿瘤或异位动脉的压迫等因素，均可造成胆囊管梗阻，使胆囊排空障碍，成为化学刺激及细菌感染等致病因素的有利条件。②化学性胆囊炎：在某些胆道梗阻因素存在的情况下，胰液反流进入胆囊时，具有活性的胰酶可使胆囊发生明显的炎症变化。一些严重脱水的病人，胆汁中胆盐的浓度升高，亦可引起急性胆囊炎。③细菌性胆囊炎的感染可来自血行，亦可来自肠道，如败血症、结核、伤寒及放线菌病等。

④创伤后或手术后胆囊炎[2]。

本组 12 例所谓非结石性胆囊炎，无一例为上述常见的四种原因所引发。而本组 12 例病人，在治疗过程中均搜集到大量或部分胆色素性泥沙样结石和混合性结石。这些结石大多数来自肝内胆管。由于存在肝内胆管的胆色素性泥沙样结石，体积小，一般在 3mm 以下，并且含钙量很低，所以常规检查方法如超声探查等难以发现，会被误认为非结石性胆囊炎。

即使存在胆囊内的泥沙样结石，因其含钙量很低，又多处于悬浮状态，常见胆汁混浊，实际是泥沙样结石。此类病人由于胆囊管过大、扭曲、粘连及淋巴结肿大、肿瘤或异位动脉的压迫等因素，均可造成胆囊管梗阻，使胆囊排空障碍，成为化学刺激及细菌感染等致病因素的有利条件[2]。

综上所述，所谓的非结石性胆囊炎，有相当数量的患者实际上仍为结石性胆囊炎。因此，中西医结合排石系列疗法配合适当的体外冲击波碎石技术，是治疗"非结石性胆囊炎"的可靠的、十分有效的疗法，而对于非结石性胆囊炎的诊断也需慎之又慎。

参考文献

[1]黄万成，等.中西医结合治疗急性重症胆管炎 6 例［B］.临床荟萃，第 23 卷，2008，(13)：966.

[2]朱彦臣.胆囊炎胆石症预防 400 问，北京.中国中医药出版社.1998.8.

中西医结合治疗肝胆管结石 133 例

黄万成[1]，宗晓梅[3]，宗希凤[1]，徐志忠[1]，郭淑清[1]，张振娟[3]，宗鹏[2]

（1.秦皇岛国粹苑结石专科门诊部，秦皇岛 066000；2.秦皇岛宗氏结石病研究院，秦皇岛 066000；3.河北联合大学秦皇岛分院，秦皇岛 066000）

摘要：目的：治疗观察总结"中西医结合排石系列疗法"[1]适

当配合冲击波体外碎石技术综合治疗肝胆管结石的效果。方法：共135 例肝胆管结石病人，其中一例因肝硬化失代偿重度腹水，另一例因肝内胆管呈串珠样多发大结石未入选，其余 133 例肝胆管结石均应用"中西医结合排石系列疗法"作为基本治疗方法，并适时应用冲击波体外碎石技术配合治疗的综合方法。结果：本组 133 例，男 70 例，女 63 例，其中治愈 36 例，治愈率占 27.1%，有效 133 例，有效率 100%。结论："中西医结合排石系列疗法"配合冲击波体外碎石技术治疗肝胆管结石，疗效突出，安全可靠。

关键词：中西医结合排石系列疗法；冲击波体外碎石；肝胆管结石

西医所讲的肝胆管结石，包括发生在左、右肝管汇合部以上的胆管原发性的肝内胆管结石和汇合部以下的肝外胆管结石，以及胆囊管入口以下的胆总管结石。

中医学认为，胆管结石症多是由肝郁气滞、血瘀、温热郁积、脾胃运化失司而致病。报道认为，无淤胆石不生、无淤胆石不长[2]。

本病一直被世界医学界认为是一个危害人类健康的难题，而本院的"中西医结合排石系列疗法"在传统中医药基础上加以继承和创新，并与西医紧密结合，实现了强强联合、优势互补，又应用冲击波体外碎石技术，做到洋为中用，这种综合疗法治疗肝胆管结石取得了满意的临床效果。总结如下：

1 临床资料

本组为 2010 年 11 月至 2012 年 12 月住院肝胆管结石病人 133 例，男 70 例，女 63 例，年龄 28 ～ 89 岁。其中单纯肝内胆管结石 22 例，占总数的 17%；肝内胆管结石＋胆囊结石＋胆管结石（原发或继发性胆管结石）80 例，占总数的 60%；胆囊切除术后，ERCP 取石复发肝内外胆管结石 31 例，占总数的 23%。其中，经多次手术包括行肝左叶部分切除术后者 4 例；确诊化脓性肝管炎者 8 例；其中 1 例为微创保胆取石术后 1 周发病的重症化脓性肝胆管炎病人（并发心、肝、肾、肺、胰多脏器严重受损）；合并胆源性胰腺炎 4 例。临床表现为胸腹胀痛、发烧、黄疸者肝功能改变明显，尤以胆红素、γ - 谷氨酸氨基转移酶、碱性磷酸酶升高明显，最高的是胆红素 429.49μmol/L，γ - 谷氨酸氨基转移酶 1228U/L。

2 治疗方法

2.1 对照组 21 例，男 12 例，女 9 例，年龄最大者 89 岁，最小者 30 岁，均表现为上腹胀痛、发烧、寒战、黄疸、白细胞升高、肝功能异常，在外院用抗感染、禁食、输液等常规方法治疗 1 ～ 7 天，症状减轻或无效，缓解后复发者转来本院，采用"中西医结合排石系列疗法"治疗。

2.2 治疗组 133 例均采用"中西医结合排石系列疗法"，第一阶段治疗：①中草药治疗：对于无发烧、黄疸、胸腹胀痛等感染症状的肝胆管结石患者，治疗以疏肝利胆、活血化瘀为主。采用自拟化瘀利胆排石汤加减，水煎服，每次 1/2 剂，每日 2 ～ 3 次，早、中、晚餐前 30 分钟温服；对于有感染症状的患者，采用自拟消炎利胆排石汤加减，水煎服，每次 1/2 剂，每日 3 次，早、中、晚餐前 30 分钟温服。②西药治疗：按西药基本用药常规，各种药物每日 1 次，常规静脉滴注，甘草酸二胺注射液、肝氨注射液、20% 人血白蛋白、普通胰岛素等药物视病情酌用。上述为第一阶段治疗，也称排石系列疗法的冲击阶段用药，一般 10 ～ 15 天。期间原则上配合高脂饮食，经过冲击治疗，患者自觉不适症状很快消失或明显缓解。一般 24 小时内均有胆色素性结石或混合性结石开始排出，排大便次数每 24 小时控制在 3 ～ 5 次为宜。治疗 10 天左右，大便颜色由褐色逐渐变成黄色。

第二阶段治疗：单纯以中草药口服，采用自拟化瘀排石汤为主，视病情加减，每日 1 剂，分 2 次早晚餐前 30 分钟温服。最短用药疗程为 13 天，最长 89 天。

2.3 体外冲击波碎石治疗 本组 133 例病人中，除 4 例因患肝内血管瘤未予碎石治疗外，其余 129 例均行冲击波体外碎石治疗。目的是击碎肝胆管内梗阻或嵌顿的结石，打开排石通道，以使肝胆管结石顺利排出。冲击波体外碎石治疗最少 1 次，最多 6 次，每两次间隔时间为 10 ～ 15 天。两种治疗方法恰当配合，效果甚佳。

2.4 手术方法治疗 本组 2 例病人为胆总管下段结石嵌顿于瓦特氏壶腹内，其中 1 例为胆囊切除、胆总管切开取石术后 6 周，处于恢复期的病人。经我院外科应用等离子体内碎石＋纤维胆道镜取石成功。术中行肝内胆管探查取石；术毕做胆总管 T 管引流；术后 1 ～ 2 周间断关闭 T 管，同时口服自拟疏肝利胆排石汤以增加胆汁流量；4 ～ 6 周进行胆道镜探查，并拔出 T 管，术后多次彩超复查，未见结石影，2 例病人均彻底痊愈。

3 结果

3.1 疗效判定（自拟标准）①胆石症症状、体征消失；②搜集到排出的结石；③因结石引发的肝功能异常恢复正常；④彩超检查无结石声影；⑤连续 1 周服药也无结石排出。具备以上 5 点为痊愈。具备①②③并且彩超检查结石影像缩小 50% 以上者为显效；具备①②③项，但彩超检查结石影像缩小 50% 以下者为好转；治疗 5 天内无结石排出，彩超检查结石影像未见缩小者视为无效。

3.2 治疗结果 治愈 36 例，治愈率为 27%；显效 74 例，占 55.6%；好转 23 例，占 17.4%；总有效率为 100%。

4 讨论

（1）肝内外胆管结石绝大多数为胆色素结石，质地比较松脆。再者，肝内胆管从 3 级胆管至 1 级胆管的解剖走向正是由细逐渐变粗的过程。上述两大特点是药物排石和体外冲击波碎石综合治疗的基

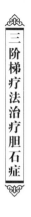

础。而对含钙量高的串珠样结石治疗难度大。另外，胆肠吻合术后，部分肝叶切除及行ERCP治疗者因"门户"开放，逆行感染机会增多，导致复发率升高。

（2）中西医结合排石系列疗法依据冲洗胆道、清洗胆囊、清除胆垢、排出结石为理论指导，以中草药为主、中西医结合、特殊饮食三箭齐发的综合措施并适时配合体外冲击波碎石技术，在胆石症的治疗过程中取得了显著成效和突破性成果。

此疗法具有两大特点：①自拟的疏肝利胆排石汤、化瘀利胆排石汤、消炎利胆排石汤组方独特，是继承基础上的创新。处方中的茵陈、郁金可促进肝脏分泌胆汁，松弛奥迪括约肌，增加胆汁排出[3]；金钱草可加速胆汁从胆囊中排出，具有排石作用；大黄、栀子能促进肝脏分泌胆汁，松弛并且扩张胆总管[4]；白芍、柴胡可保护肝脏功能，同时还能够缓解肝外胆管平滑肌痉挛，从而促进肝外胆管结石的排出[5]；三棱、莪术、红花、穿山甲等活血化瘀药物功效明显；黄连、黄柏、金银花、蒲公英抗菌消炎。诸药综合作用，疏肝、理气、活血、化瘀、消炎、利胆、解痉、排石八位一体，功效突显。冲击治疗阶段，舒血宁、香丹、黄芪等益气活血化瘀药物的常规应用极大地提升了脏腑功能，增加了胆汁分泌和结石排出的效果。②中药排石必泻，腹泻致水电解质失衡，这是中草药治疗结石病的一大缺憾。葡萄糖、生理盐水、氯化钾等注射液及抗生素的常规应用，可有效地维持患者体内生理环境的相对稳定，又弥补了中草药抗菌消炎作用不足的缺点。

综上所述，中西医结合排石系列疗法在胆石症的治疗过程中充分体现了强强联合、优势互补、取长补短、阴阳平衡、天人合一、自然和谐的排石理念。此外，洋为中用的体外冲击波碎石技术的恰当配合，以及纤维胆道镜技术的加入，"三阶梯"综合治疗胆石症的宽阔道路已经展示在我们的面前。

参考文献：

[1] 黄万成等 . 中西医结合治疗急性重症胆管炎 6 例 [B]. 临床荟萃，
　　2008，23(13)：966.

[2] 申林 . 中西医结合治疗胆管结石 [J]. 中国医药导报，2006，（3）：
　　27.

[3] 吴雄 . 外科学 [M]. 北京：人民卫生出版社，2000，626 ～ 628.

[4] 孙立波 . 利胆排石汤对胆总管复发性结石的治疗作用 [J]. 现代中西
　　医结合杂志，2004，（13）：1.

[5] 杨诺 . 柴胡对胆汁分泌作用的研究 [J]. 中医药学刊，2005，（23）：4.

二阶梯综合疗法治疗肝外胆管结石 84 例

宗晓梅[1]，宗鹏[2]，黄万成[4]，宗希凤[3]，韩月辉[3]，张振娟[2]，郭淑清[3]，
郑乃英[3]，潘志伟[3]

（1. 秦皇岛市卫生学校，秦皇岛 066000；2. 秦皇岛宗氏结石病研究院，
秦皇岛 066000；3. 秦皇岛国粹苑结石专科门诊部，秦皇岛 066000；4. 秦皇
岛市公安局公安医院，秦皇岛 066000）

摘要：目的：通过对 84 例肝外胆管结石患者的治疗和观察，探
讨二阶梯综合疗法对肝外胆管结石的治疗效果。方法：共 84 例肝外
胆管结石患者均应用中西医结合排石系列疗法[1]为基本疗法，并适
时应用体外冲击波碎石技术配合等综合方法治疗。结果：本组 84 例，
男 38 例，女 46 例。其中治愈 68 例，占 81%，有效 84 例，有效率
为 100%。结论：二阶梯综合疗法是治疗肝外胆管结石十分有效的非
手术治疗方法。

关键词：中西医结合；体外冲击波碎石；肝外胆管结石

肝外胆管结石通常包括肝总管和胆总管内结石。传统的主要治

胆石症治疗经验与体会篇

疗方法为外科手术。我院总结 2011 年 1 月至 2013 年 12 月三年里应用中西医结合排石系列疗法和体外冲击波碎石（ESWL）二阶梯综合疗法对肝外胆管结石病人进行非手术综合治疗取得了十分显著的效果。

具体情况总结如下。

1 临床资料

1.1 一般情况

本组肝外胆管结石病人共 84 例，其中肝总管结石 2 例，胆总管结石 82 例，男 38 例，女 46 例，年龄 51～89 岁。51～60 岁 30 例，61～70 岁 37 例，71～89 岁 17 例，急性胆管炎 47 例。

1.2 血常规：血白细胞在正常范围的 18 例，白细胞 $> 10 \times 10^9/L$ 者 66 例（白细胞高达 20.5×10^9 的 1 例），中性粒细胞升高的 62 例，最高 90.3%；肝功能均有异常变化，84 例 TBIL、DBIL、IBIL 均有不同程度的升高，TBIL 最高达 229.5μmol/L；ALT、AST、ALP 也都有明显改变；血淀粉酶升高者 10 例。

1.3 彩超示：肝总管内结石影 2 例，胆总管内结石影 82 例，胆总管增宽 1.0～2.3cm 不等，最大结石 3.7cm×1.4cm，同时伴有肝内胆管扩张者 31 例。

2 治疗方法

2.1 中西医结合排石系列疗法

2.1.1 第一阶段中草药治疗：湿热型或热毒炽盛型胆石症，以消炎利胆、清热祛湿、疏肝理气、活血化瘀为主，采用自拟消炎利胆排石汤加减，水煎服，每次 1/2 剂，每日 2～3 次，餐前 30 分钟温服（6 例胆总管扩张 1.2cm 以下，无发热，白细胞不高者采用化瘀利胆排石汤，每日 1 剂，每次 1/2 剂，早晚温服）。

2.1.2 西药治疗：①按西药基本方剂常规用药。②抗生素为注射用头孢西丁钠 2.0g，皮试（－），2～6 次 / 日，静点，视病情。其他相关药物如甘草酸二铵注射液、肝氨注射液、20% 人血白蛋白及胰岛素等视病情酌用。上述为第一阶段即冲击治疗阶段用药，一般为 10～15 天，用药治疗期间原则上进高脂餐（胰腺炎患者及胆道梗阻严重者待病情缓解后渐进），经过冲击治疗，患者自觉腹痛、发烧、腹胀症状很快缓解或消失，一般 24 小时内均可见胆色素或胆固醇性泥沙样或块状结石排出，最快 6 小时即开始排石；排大便次数每 24 小时 3～5 次为宜，治疗 10 天左右大便颜色由黑褐色逐渐变成黄色。

第二阶段治疗：除单纯中药口服，可采用自拟化瘀利胆排石汤为主或视病情服舒肝利胆排石汤，每日 2 次，早、晚餐前 30 分钟温服，每次 1/2 剂，每天排大便 1～2 次为宜。第二阶段治疗用药最长 70 天，主要因为肝内胆管结石太多，不断排到胆总管，造成胆总管梗阻，导致治疗时间较长，也有部分病人因为胆总管下段长期反复炎症发作，造成奥迪括约肌增生、粘连、纤维化，导致扩张功能丧失，形成病理性狭窄，结石不能顺利排入十二指肠，造成严重完全梗阻而采用外科手术方法治疗。

2.2 体外冲击波碎石治疗

2.2.1 本组 84 例病人，均行 ESWL 治疗。其中急性胆管炎 4 例，在经过 2～5 天治疗后，症状明显改善，体温、白细胞均正常以后才进行 ESWL 治疗，一般治疗 1～6 次不等，每次治疗前可酌情做相关检查。

2.2.2 关于 ESWL 治疗的用药

西药：碎石后 3 天内用药：①按西药基本方常规用药；②活血化瘀药改用 5% 葡萄糖注射液 250mL+香丹注射液 20mL，1 次 / 日静点；③ 0.9% 氯化钠注射液 250mL+黄芪注射液 20mL，1 次 / 日，静点。

中药：碎石后 3 天内禁服化瘀利胆排石汤，视病情服用舒肝利胆排石汤或消炎利胆排石汤（3 天后恢复 ESWL 治疗前的用药）。

2.2.3 体外冲击波碎石治疗一般两次碎石治疗间隔 10～15 天为宜。

3 结果

3.1 疗效判定（自拟标准）：①胆管结石胆道梗阻的症状即上腹胀痛、发烧、恶心、厌食等症状消失；②大便搜集到相当数量的结石；③ B 超或 CT 示胆总管内无结石影，胆总管内径＜0.8cm 或轻度扩张；④肝功能各项指标恢复正常（非结石梗阻所致的改变除外）。四项均具备为治愈；具备①、②并且肝功能显著改善、胆总管结石影有显著变化（减少或明显增多，增多是肝内胆管结石排出所致）为显效；具备①、②为有效；余者为无效。

3.2 治疗结果：治愈 68 例，占 81%；显效 16 例，占 19%，有效率为 100%（16 例显效者有 14 例经胆总管切开探查取石，2 例行 ERCP 取石治愈）。

4 讨论

肝外胆管结石是胆石症中的常见病，包括肝总管和胆总管内的结石。对于肝总管和胆总管上段内的结石，一般多采用腹腔镜胆管探查取石或开腹胆总管探查取石，而对于胆总管下段数量较少、直径较小的在 1cm 以内的结石可经内镜胆道口括约肌切开术（EST）或经内镜乳头切开术 (EPT) 取石治疗。上述经各种手术方法治疗的患者均要承受一定的痛苦和风险。虽然 EST 和 EPT 在治疗胆总管下段结石中具有创伤小、见效快的特点，更适用于年老体弱或已做过胆道手术的患者，但是由于用上述手术方法治疗后，十二指肠奥迪括约肌（SO）功能被破坏，会出现一系列胆道病理变化：SO 基础压和胆总管十二指肠压力消失（100%），胆道积气（19%～42%），菌胆症（85%～100%），胆管黏膜慢性炎症等。由此产生的 EST 并发症包括：死亡（0.8%～1.5%）；出血、胰腺炎、胆管炎、腹膜后穿孔等早期并发症（5%～10%）；胆管结石复发和胆管炎、胆囊炎、胆管癌、十二指肠乳头狭窄等远期并发症（7%～25%）。[2] 这些数字触目惊心，应该引起广大医务工作者的高度重视。

我院对 84 例肝外胆管结石患者应用中西医结合排石系列疗法和 ESWL 技术的二阶梯治疗，首先充分发挥了中西医结合排石系列疗法的冲洗胆道、清洗胆囊、清除胆垢、排出结石的功效，使胆汁由稠变稀，由淤滞状态变成结石之间的涓流，并向洪流发展，促使结石被动排出。第二，中药、西药的共同威力，使消炎利胆、活血化瘀的功能突显，大大改善了胆道组织的血液循环，有利于炎症、水肿的吸收和消除；有利于减轻梗阻；有利于恢复奥迪括约肌的生理功能，为排出结石创造了有利条件。第三，ESWL 治疗及时、有效地击碎结石或改变结石的空间位置，为结石顺利排入肠道创造了更多的有利条件，是治疗成功的条件。第四，肝外胆管结石多为胆色素含钙结石，质地松脆。另外，胆道的正常生理解剖功能也是排石成功的必然条件。

就此，我们取得了治愈 68 例，治愈率为 81% 的显著效果。其余 16 例，占 19%，主要因为奥迪括约肌正常生理功能丧失或结石位于胆总管下段，碎石定位困难或因结石本身含钙量高而无法有效碎石，后改为手术治疗而取得成功。

总之，中西医结合排石系列疗法 +ESWL 的二阶梯综合疗法是治疗肝外胆管结石十分有效的非手术治疗方法。

参考文献

[1] 黄万成，等 . 中西医结合治疗胆石症 408 例 [J]. 中外健康文摘，2008，5（8）：1085.

[2] 董家鸿 . 胆道微创须打响 oddi 括约肌保卫战 . 健康报，2012.9.6. 第八版 .

体会：关于防治微创保胆取石术结石复发的建议

黄万成[1]，宗晓梅[2]，宗希凤[3]，宗鹏[4]

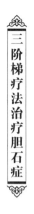

（1.秦皇岛市公安局公安医院，秦皇岛 066000；2.秦皇岛市卫生学校，秦皇岛 066000；3.秦皇岛宗氏结石病研究院，秦皇岛 066000；4.秦皇岛国粹苑结石专科门诊部，秦皇岛 066000）

北京大学第一医院张宝善教授率领科研团队历经（1992～2007）15 年的科研攻关，终于将微创保胆取石治疗胆石症的创新成果推广开来。目前，已经举办了四次全国性的微创保胆取石学术会议，在全国 500 家以上的医院开展此项治疗技术，每年接受此项技术治疗的胆石症患者已达上万例。2014 年世界微创保胆专业委员会正式成立。"微创保胆"作为一项治疗胆石症的新技术已经逐步被广大胆石症患者所接受，并且逐渐被同行们所认可。

随着此项技术的大力推广和广泛应用，受益群体不断扩大，微创保胆取石适应证日渐扩大，比如通过胆囊造漏的术式达到二期保胆的病例不断增加，这一现象的后果无疑会造成微创保胆取石术后结石复发率上升。可能会大大突破张宝善教授 2007 年发表的 10 年后复发率仅为 2%～7% 的预言[1]。

因此，目前能够有效降低微创保胆术后结石复发率的各种治疗措施都是开展微创保胆技术的助推剂，居高不下的微创保胆术后结石复发率就是阻碍微创保胆技术的拦路虎。

这里就微创保胆取石术后结石复发及防治问题发表如下意见，以便抛砖引玉，共克难题，使微创保胆技术能够发展得更辉煌。

一、微创保胆取石术后结石复发的常见原因

1.胆囊壁的炎症没有治愈

正常胆囊壁的厚度一般＜3mm，在胆囊中结石与炎症常并存，胆囊中的结石虽然被微创手术取出来了，但是胆囊的慢性炎症是很难彻底治愈的。慢性胆囊炎导致胆囊壁不同程度地增厚，由于胆囊壁增厚，造成胆囊的正常生理功能，尤其是胆囊收缩功能下降，最终导致胆汁在胆囊中淤滞，促使胆石症复发。

2.先天性胆囊畸形

有些胆囊结石的病人是因为自身胆囊形态不正常造成胆囊收缩功能不良，导致胆囊内胆汁潴留，发生胆囊结石。如长筒型胆囊，严重胆囊腺肌症造成"葫芦形"胆囊及"钟摆"胆囊等。这些先天畸形的胆囊正是胆囊结石的根本病因，虽然手术取出了胆囊中原有的结石，但是对于胆囊的形态一般没办法矫正。因此，胆囊中胆汁潴留没办法解决，结石复发是难以避免的。

3.肝内胆管中泥沙样结石是术后胆石症复发的重要原因

肝内胆管的泥沙样结石多数为胆色素结石，少数为胆固醇结石。由于结石含钙量低，质地松软，体积小，一般为2mm以下结石，尤其是分布在三级以上肝胆管的泥沙样结石几乎很难被发现，正是由于这些祸根不除，导致术后这些细小的泥沙样结石顺流而下，进入功能还没有彻底恢复的胆囊积聚，致术后胆囊结石复发。

4.术后残石不可忽视

有资料报道，术前各种检查无法发现的胆囊管结石为7.3%，这些结石往往位于胆囊管深处，且未形成梗阻，术中极易被遗漏。另外，胆总管下段瓦特氏壶腹有时也是残石的藏身之处。因此，加强术中对胆囊管深处和胆总管末端的探查也是避免残石引起结石复发的重要措施。

5.术中创伤

术中创伤包括切开胆囊壁、电烧、切除息肉，取石操作，均能造成胆囊壁不同程度的损伤，导致胆囊功能下降，胆汁淤滞，造成胆石症复发。

6.未处理的胆囊壁间结石

未处理的胆囊壁间结石在一定程度上影响胆囊功能，促使结石复发。

7. 术后感染

术后感染既可以造成结石复发，又可以造成十分严重的后果。

8. 不良的生活饮食习惯

不良的生活饮食习惯易导致术后结石复发。

二、关于防治术后胆石症复发的基本措施的建议

1. 严格把握微创保胆手术的适应证

①脂餐后胆囊收缩面积较空腹 ≥ 30%[2]。

②影像学检查无胆囊萎缩，无胆囊壁明显增厚及不均匀增厚，无明显水肿[3]。

③胆囊壁厚度 < 5mm 的标准偏宽松，应该 < 4mm。

④尽量减少胆囊造瘘二期保胆术后患者的数量。

⑤术前应用中西医结合排石系列疗法规范治疗，一是排出肝胆管内的泥沙结石；二是使胆囊壁的厚度力争达到 3mm 的理想状态，避免胆囊造瘘二期保胆现象发生。

2. 提高微创保胆手术技能

①微创保胆手术中加强对胆囊管及胆总管下段的探查，做到取净结石，不留后患[4]；②提高微创保胆手术的技术水平，尽量"开窗"取出胆囊壁间结石，采取胆囊部分切除的办法处理胆囊腔环形狭窄，尽量不用取石钳取石，尽力减少胆囊壁副损伤[5]。

3. 注重预防复发

①每半年 B 超复查 1 次，发现胆汁混浊立即排石治疗，最好每半年预防性服中药 10 ~ 15 天。

②保胆手术不能一劳永逸地解决胆石症的成因问题，因此术后应选择积极的生活方式。一是情绪乐观，逐步加大运动量，防止营养过剩；二是采取饮食或药物控制血胆固醇含量，达到防治结石复发的目的。

参考文献

[1] 张宝善 . 关于胆囊结石治疗的争论——与 Langenbuch 理论商榷［J］.

中国医刊 2007.42（5）: 2.

[2][3] 邓勇, 等 . 胆囊功能治疗前应评估 . 健康报 2013.8.29, 第八版 .

[4][5] 刘京山 . 防结石复发, 胆囊管深处要探查 . 健康报, 2013.8.29,

第八版

胆石症治疗经验与体会 篇

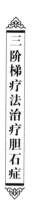

临床实践篇

一、急性结石性胆囊炎病例

例1：刘某，女，53岁。4年前体检发现胆囊结石，一直无症状，因突发上腹疼痛，于2011年7月14日以胆囊炎、胆石症入院。查体：右上腹胆囊区压痛明显。彩超示：胆囊大小8.7cm×3.8cm，壁厚0.5cm，腔内见致密点状弱回声，范围约2.8cm×1.5cm、2.5cm×1.8cm，两块呈云团样分布于胆囊颈、底，胆汁混浊，胆总管不宽。肝功能：ALT356.8U/L，AST170.4U/L，TBIL21.97μmol/L，DBIL18.41μmol/L，GGT308.8U/L。血常规：正常范围。

按湿热型胆石症（急性胆囊炎）常规治疗：

1.中药：消炎利胆排石汤，1/2剂，2次/日，早、晚餐前30分钟温服。

2.西药：①西药基本方剂常规应用；②抗生素组注射头孢西丁钠2g，皮试（-），2次/日，静点。

3.配合高脂餐。

经上述治疗，患者21小时开始排出泥沙样胆固醇结石，腹痛症状消失。

7月19日，肝功能：ALT161.1U/L，AST78.7U/L，GGT188.1U/L，TBIL18.68μmol/L（正常），进行ESWL治疗，以便解除胆囊颈梗阻。

7月25日，患者出现上腹持续疼痛，胆囊区压痛明显，无反跳痛。彩超示：胆囊大小为9.9cm×3.5cm，胆囊壁厚0.3cm，胆汁混浊，颈部见一强回声，大小约0.6cm×0.5cm，伴声影，胆总管上段宽1.0cm，中段可见一强回声0.4cm×0.5cm，后伴声影。考虑为排石痛，胆囊颈部仍有梗阻，胆总管结石处于移动排出过程，及时对胆囊颈部进行 ESWL 治疗，碎石治疗中患者腹痛已明显缓解。

7 月 29 日，患者再次出现右上腹及剑突下持续剧烈疼痛，查体：上腹及剑突下压痛明显，肌紧张（+），无反跳痛。彩超示：胆囊增大 9.9cm×3.8cm，胆囊壁厚 0.4cm，颈部可见一中强回声，大小约 1.0cm×0.6cm，声影不明显，胆总管上段宽约 1.2 cm，中段宽约 1.5cm，未见结石影。考虑胆囊颈及胆总管均有结石梗阻，解决颈部梗阻为主要矛盾，可以升高胆总管压力，以促进胆总管下段梗阻结石的解除，于是应用 ESWL 治疗胆囊颈部结石（小能量治疗），同时配合穴位注射，每穴注射 654-2 注射液 5mg（上脘、中脘、足三里），疼痛很快消失，下午 3 时复查彩超，胆囊大小 7.5cm×3.0cm，胆囊颈仍可见一强回声，大小 0.7cm×0.6cm，后方无回声，胆总管上段宽约 0.9cm，病情分析正确，治疗有效。

因患者入院 2 周以来均排出泥沙样结石，最大直径不足 3mm，结石多发，几乎充满胆囊，考虑患者存在胆囊出口狭窄之可能，后期治疗仍可再次发生胆囊颈口处结石梗阻。

8 月 7 日彩超示：胆囊大小 8.4cm×2.7cm，胆囊壁呈双边，厚约 0.5cm，胆囊管口可见一 0.2cm×0.4cm 强回声，后伴声影，胆总管上段宽 0.8cm，无结石影。肝功能：ALT39.4U/L，TBIL20.79μmol/L，GGT220.7U/L。处置：行 ESWL 治疗 1 次（胆囊颈结石），碎石后排出大量泥沙样结石。8 月 9 日患者因有急事办理出院，带消炎利胆排石汤 10 剂，每次服 1/2 剂，2 次 / 日，口服。随访至今近 3 年，结石无复发。

例 2：韩某，男，36 岁，患胆囊结石 5 年，上腹剧痛伴恶心、呕吐 2 小时，于 2012 年 1 月 12 日以急性胆囊炎、胆石症入院。彩超示：胆囊大小 9.5cm×3.8cm，胆囊壁厚 0.4cm，胆汁混浊，探及多发强回声，较大者 0.9cm×0.6cm，后伴声影，胆总管上段 1.1cm，内探及 1.2cm×0.9cm 强回声，伴声影，血常规、肝功能均正常。

临床实践篇

按胆石症湿热型治疗：

1. 中药：消炎利胆排石汤，每次 1/2 剂，2 次 / 日，早、晚餐前30 分钟温服。

2. 西药：①基本方常规用药；② 5% 葡萄糖注射液 250mL+ 注射用泮托拉唑 40mg，1 次 / 日，静点。

3. 配合高脂餐。

4.ESWL：治疗胆总管结石。

入院 2 小时内腹痛、恶心、呕吐症状即消失，不足 20 小时开始排泥沙样结石。1 月 16 日，胆囊大小 7.1cm×2.6cm，胆囊壁厚0.2cm，囊内探及范围 1.3cm×0.6cm 强回声，后伴声影；先后进行 4次 ESWL 治疗。1 月 29 日胆囊大小正常，胆囊壁不厚，囊内探及一0.8cm×0.5cm 强回声，胆汁透声好，胆总管内径 0.6cm，患者住院17 天痊愈，请求出院。

例 3：李某，女，48 岁。因右上腹突发剧烈持续疼痛伴恶心、呕吐入院。彩超示：胆囊大小 9.6cm×3.8cm，壁欠光滑，前壁近颈部探及一 0.5cm×0.4cm 偏强回声，后伴声影，不移动，胆囊底部可探及 1.0cm×0.8cm 的强回声，后伴声影，移动度（+），胆总管内径正常。2012 年 11 月 30 日，以①急性胆囊炎；②胆囊结石；③胆囊息肉入院；肝功能、血常规大致正常，TBIL27.27μmol/L。

按胆石症湿热型治疗：

1. 中药：消炎利胆排石汤，每次 1/2 剂，2 次 / 日，早、晚餐前30 分钟温服。

2. 西药：基本方常规用药。

3. 配合高脂餐。

患者服药后 2 小时不适症状即消失，14 小时即排石。12 月 4 日彩超示：胆囊大小 6.5cm×2.3cm，囊内探及多个粟粒样强回声，后伴声影，大者 0.9cm×0.5cm，行 ESWL 治疗胆囊结石。12 月 5 日排出一块状结石，大小约 0.7cm×0.4cm，及大量泥沙样结石。12 月 8

日彩超示：胆囊大小 5.8cm×2.8cm，于前壁见 0.5cm×0.3cm 偏强回声，不移动，余正常，住院 10 天，痊愈出院。

例 4：吴某，女，53 岁。2012 年 9 月 23 日突发右上腹痛，就诊于某三甲医院。彩超示：胆囊大小 10.0cm×4.5cm，胆囊壁厚 1.5cm，呈双边征，囊内探及 4.2cm×2.3cm 强回声，9 月 25 日病情加重，以急性胆囊炎、胆石症入院。

查体：皮肤巩膜黄染(+)，右上腹及剑突下压痛(+)，墨菲征阳性。彩超示：胆囊大小 10.8cm×4.8cm，呈双边征；胆囊壁厚 1.5cm，腔内探及 4.5cm×2.5cm 强回声，后伴声影；胆总管内径 0.6cm。尿常规：胆红素 (+)，酮体（±），潜血（++），蛋白（+），尿胆原（+），白细胞（+）。血常规：白细胞 7.7cm×10^9/L，粒细胞百分比 89.9%。肝功能：ALT47.3U/L，TBIL69.25μmol/L，DBIL10.25μmol/L。

诊断：急性胆囊炎、胆石症。

按湿热型胆石症常规治疗：

1. 中药：消炎利胆排石汤加味，每次 1/2 剂，2 次 / 日，早、晚餐前 30 分钟温服。

2. 西药：基本方常规应用。

经上述处置，2 小时内腹痛、恶心、呕吐症状消失，正常进食。9 月 26 日复查彩超：胆囊颈部见结石影不移动，行 ESWL 治疗 1 次，一切正常。9 月 27 日晚再次出现腹痛伴寒战、发热，体温 38.9℃。急查彩超：胆囊增大 8.8cm×3.8cm，行穴位注射后，于 22 时缓解。9 月 28 日彩超：胆囊大小正常，无任何不适症状。10 月 3 日在输液中出现右手拇指及双侧腋窝瘙痒，考虑为药物过敏所致，先后停头孢西丁钠、冠心宁药物。

10 月 5 日复查彩超：胆囊大小正常，胆囊壁 0.3cm。患者已经 1 周没出现任何不适症状。鉴于患者为过敏体质，决定停止药物治疗，动员患者出院或转院或 1 个月后复查，再判定是否符合保胆取石手术指征，患者未办理出院。

临床实践篇

10 月 10 日 7 时，又出现腹痛，彩超示胆囊大小 8.4cm×2.4cm，颈部探及 2.4cm×1.2cm 强回声堆积；肝功能正常，血细胞正常，经会诊决定恢复中西医结合排石治疗，并行 ESWL 治疗 1 次，当天症状完全缓解。

10 月 14 日碎石治疗后用药结束，停止服中药、抗生素及一切治疗，患者自行离院，在家留宿。

16～19 日期间，患者有轻度腹痛来院，19 日查体：皮肤巩膜黄染（+）；肝功能：ALT282.6U/L，AST88.1U/L，ALP57.61U/L，GGT666.1U/L，TBIL75.2μmol/L，DBIL21.53μmol/L；彩超示：胆囊大小 6.8cm×3.1cm，胆总管上段 1.2cm，下段显示不清，考虑为排石痛（胆总管下段梗阻），加用甘草酸二铵注射液静点。

10 月 22 日外院彩超结果：除胆总管略宽外，胆囊、胆管均未见异常阴影。为了尽快排出胆总管结石，建议再服中药消炎利胆排石方剂，患者同意服药。

10 月 26 日复查肝功能：ALT、AST、TBIL 等指标均明显下降，在服中药期间，患者有腹部皮肤瘙痒感，警惕中药有过敏成分之可能，停药。

11 月 2 日查肝功能：ALT106U/L，TBIL26μmol/L，除此之外，余均正常。彩超示：肝、胆、胆管均无异常。

2012 年 11 月 6 日办理出院。

该患者住院 41 天，治疗过程可谓一波三折，主要因为患者是过敏体质，给治疗用药造成困难，经细心观察，认真应对，终于保住了胆囊壁为 1.5cm 的胆囊，并且实现了"清除结石、保住胆囊"的目标。

例 5：刘某，女，48 岁。突发上腹绞痛 7 小时伴恶心，呕吐，不发烧，于 2013 年 4 月 22 日入院，诊断为①急性胆囊炎；②胆囊结石；③胆总管结石；④十二指肠淤滞。

查体：BP120/90mmHg，P82 次 / 分，T36℃，R18 次 / 分；表情

痛苦，无黄染（－），心肺听诊正常，腹略满，右上腹及剑突下压痛（+），右肋缘下 1.0cm 可触及胆囊，肌紧张（+），反跳痛（－），墨菲征（+），肠鸣音减弱，无气过水音，下肢（－）。

彩超示：胆囊大小 7.0cm×4.3cm，饱满，胆囊壁厚 0.5cm，囊内探及范围 1.2cm×1.9cm 强回声，后伴声影，可移动；胆总管上段宽为 1.1cm，内可见 1.1cm×0.7cm 强回声，后伴声影。

血常规：血细胞 $5.2×10^9$/L，粒细胞百分比 78.0%。尿常规：酮体（±），潜血（++）。

肝功能：GGT58.1U/L，血淀粉酶 105.7U/L。

按湿热型胆石症常规治疗：

1. 中药：消炎利胆排石汤，每日 1/2 剂，2 次／日，早、晚餐前 30 分钟温服。

2. 西药：①基本方常规应用；②抗生素应用注射用头孢西丁钠 2.0g，皮试（－），2 次／日，静点；③ 0.9% 氯化钠注射液 250mL+ 注射用泮托拉唑钠 40mg，1 次／日，静点；④取上脘、中脘、胆俞（红花注射液，每穴 1mL）、双侧足三里（654-2 注射液，每穴 0.5mL）进行穴位注射。

3. 半流食。

4. 暂不碎石治疗（观察血淀粉酶变化）。

治疗后腹部疼痛明显减轻，但仍有隐痛，无恶心、呕吐。

6 月 24 日彩超：胆囊大小 5.6cm×2.2cm，胆囊壁增厚不均，最厚处 0.9cm；胆囊内探及多发粟粒样强回声，后伴声影，不移动，胆汁透声不佳；胆总管上段宽 0.7cm，内探及 1.2cm×0.6cm 强回声，后伴声影。

6 月 25 日～27 日连续 3 天夜间出现排石痛，当夜阵发性上腹剧烈疼痛，取胆俞、上脘、中脘、足三里等穴位注射红花注射液，每穴 0.5～1.0mL，疼痛缓解，但由于连续出现胆道梗阻，导致胆囊炎症加重，胆囊壁厚度在 0.9 ～ 1.1cm 之间。

28 日清晨，患者排出一块直径 1.2cm×0.8cm 的结石及大量小块结石。彩超示：胆囊大小 5.7cm×2.4cm，呈双边，最厚处 1.1cm，囊内探及粟粒样强回声，大者 0.5cm×0.4cm，后伴声影，移动（+），胆总管上段宽 0.7cm，无异常声影，之后病情平稳，未再出现明显的排石痛，不断排出泥沙样及块状结石，最大 0.5cm×0.4cm。

5 月 7 日彩超示：胆囊大小 5.9cm×2.8cm，胆囊壁厚 0.3cm，囊内探及多个粟粒样强回声，较大者 0.4cm，后伴声影，胆汁透声佳，胆总管正常。5 月 11 日彩超示：胆囊大小 5.5cm×2.9cm，胆囊壁厚 0.3cm，内探及 3 枚小块状强回声，后伴声影，最大 0.4cm，胆汁透声佳，胆总管正常，各项化验检查指标属正常范围。5 月 12 日痊愈出院，住院 20 天。

二、慢性结石性胆囊炎病例

例 1：姬某，男，48 岁，体检发现胆石症 3 个月，服药未见效，于 2011 年 9 月 7 日以胆石症、慢性胆囊炎入院。查体：上腹无压痛。彩超示：胆囊大小 5.8cm×1.3cm，胆囊壁厚 0.6cm，腔内见致密点状弱回声，范围约 1.3cm×0.6cm，胆总管内径 0.5cm。肝功能、血常规均正常。

按肝郁气滞型胆石症常规治疗：

1. 中药：舒肝利胆排石汤，每次 1/2 剂，2 次 / 日，早、晚餐前 30 分钟温服。

2. 西药：①基本方常规用药；②抗生素用注射用头孢西丁钠 2.0g，皮试（一），2 次 / 日，静点。

3. 高脂餐。

因患者不便搜集结石，治疗 8 天后于 2011 年 9 月 15 日复查彩超：胆囊大小 5.8cm×1.6cm，胆囊壁约 0.3cm，腔内可见胆汁影像，胆汁范围约 3.6cm×1.1cm，并可见一强回声，大小约 0.6cm×0.5cm，后方伴声影，胆总管内径 0.6cm，当日对患者行 ESWL 治疗，第二天搜集到 0.5cm×0.4cm 的结石。

9 月 20 日单独服舒肝利胆排石汤，每日早、晚各 1/2 剂。

9 月 26 日复查彩超示：胆囊大小 6.1cm×1.8cm，胆囊壁毛糙，厚 0.3cm，腔内见一分隔，胆汁透声好，胆总管内径 0.6cm，未见结石影，住院 19 天痊愈。

例 2：赵某，女，56 岁。患者 10 年前体检诊为胆囊结石充满型，曾于 2012 年 5 月在本院治疗，排出大量结石，其后胆囊中仍有结石、胆囊壁增厚，于 2013 年 3 月 14 日以胆囊结石、慢性胆囊炎入院。彩超示：胆囊大小 4.4cm×1.7cm，胆囊壁薄厚不均，最厚处为 0.7cm，囊内探及 1.0cm×0.8cm 强回声，后方伴声影，随体位移动，胆总管内径 0.6cm，肝功能、血常规正常。

按胆石症、慢性胆囊炎（胆囊萎缩）进行药物治疗，消炎利胆的同时加大活血化瘀力度。

1. 中药：加味消炎利胆排石汤，每次 1/2 剂，2 次 / 日，早、晚餐前 30 分钟温服。

2. 西药：①基本方常规用药；②抗生素改用注射用头孢西丁钠 2.0g，皮试（一），2 次 / 日，静点。因彩超示胆囊壁薄厚不均，暂不进行 ESWL 治疗，时机适当时再予以考虑。

住院治疗第 3 天开始搜集到泥沙样及颗粒状混合结石，无任何不适。

3 月 29 日彩超示：胆囊大小 5.1cm×2.0cm，胆囊壁薄厚不均，最厚处为 0.6cm，胆囊内见多个粟粒样强回声，大者 0.5cm×0.4cm，随体位移动，胆总管上段宽约 1.1cm，内探及范围 1.4cm×0.9cm 强回声，后方伴声影，中段宽约 0.8cm，决定对胆总管结石行 ESWL 治疗。

4 月 5 日彩超示：胆囊大小正常，胆总管内径正常，均未见异常回声，胆囊壁厚度不均，最厚处 0.4cm，住院 21 天痊愈出院。

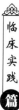

临床实践篇

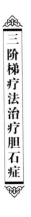

例3：韩某，女，65岁。因右上腹疼痛并向肩背放射确诊为胆囊炎，已10年，近1周症状加重，伴恶心、呕吐来诊。彩超示：胆囊大小7.5cm×2.5cm，胆囊壁厚0.3cm，囊内未探及异常回声，胆总管内径1.1cm，以胆囊炎、胆总管结石于2012年8月9日入院。查：上腹正中压痛，血常规、肝功能正常。

按胆石症肝郁气滞型治疗：

1. 中药：舒肝利胆排石汤，每次1/2剂，2次/日，早、晚餐前30分钟温服。

2. 西药：①基本方常规用药；②抗生素改用注射用头孢西丁钠2.0g，皮试（一），2次/日，静点。

3. 高脂餐。

住院不足14小时开始排出泥沙样混合结石，腹痛症状消失。

8月13日彩超示：胆囊大小6.3cm×2.3cm，颈部探及0.6cm×0.4cm强回声，后伴声影，随体位改变不明显，胆总管上段0.7cm（已从1.1cm扩张状态恢复正常）。8月14日，行ESWL治疗胆石症。8月16日排出一块0.6cm×0.4cm结石。8月17日彩超未见异常，住院8天痊愈出院。

例4：崔某，男，43岁。患慢性胆囊炎10年，间断右上腹痛10天，于2013年2月10日以①胆囊炎、胆石症；②肝内胆管结石入院。查体：右上腹有轻度压痛，无肌紧张及反跳痛，墨菲征（一）。

彩超示：胆囊大小6.6cm×2.8cm，胆囊壁厚0.5cm，囊内探及强回声，范围1.0cm×0.7cm，后伴声影，胆汁透声良好，胆总管内径正常，肝右叶探及1.0cm×0.4cm强回声，后伴弱声影；肝功能、血常规、尿常规均正常。

按肝郁气滞型胆石症用药：

1. 中药：舒肝利胆排石汤，每次1/2剂，2次/日，早、晚餐前30分钟温服。

2. 西药：①基本方常规用药；②抗生素改用注射用头孢西丁钠2.0g，皮试（－），2次/日，静点。

3. 高脂餐。

治疗用药12小时内排出颗粒状及片状结石，大者1.0cm×0.8cm、0.8cm×0.4cm，腹痛症状明显减轻。2月15日（治疗5天）彩超示：胆囊大小6.5cm×2.7cm，胆囊壁毛糙，胆总管内径0.6cm，余无异常。住院5天治愈，巩固治疗1周。

例5：张某，男，76岁。右上腹痛，确诊为胆石症、胆囊炎1年；近期症状加重，2012年10月24日来院，以胆囊结石、胆囊炎、肝内胆管结石入院。

查体：BP170/80mmHg，P80次/分，T36.2℃，R20/分，双肺无啰音，心界向左扩大0.5cm，律整，心率80次/分，无杂音，右上腹及剑突下有压痛，无肌紧张及反跳痛，墨菲征（－），肠鸣音正常，下肢（－）。

彩超示：右肝内胆管探及多个点状强回声，后伴弱声影，大者0.5cm×0.4cm，胆囊大小7.0cm×2.7cm，胆囊壁厚0.4cm、毛糙，囊内探及范围1.4cm×1.1cm强回声，后伴声影，较大者直径为0.7cm，随体位移动(+)，胆汁透声欠佳，胆总管内径正常。血常规、尿常规正常。肝功能：TBIL20.05μmol/L，余正常。

X线胸片示：主动脉增宽，左心影略增大，左下胸膜肥厚。心电图示：窦性心律，偶发房性期前收缩，下壁心肌缺血。

按肝郁气滞型胆石症常规治疗用药：

住院不足3小时，腹痛等症状完全消失，食欲增加，但是24小时内未排大便，于是50%硫酸镁液改为20mL餐后服，48小时开始排石，病情稳定。于11月5日、11月16日两次行ESWL治疗胆囊结石。11月21日彩超示：胆囊大小6.4cm×2.6cm，壁毛糙，囊内见一分隔，隔下探及一0.7cm×0.5cm强回声，后伴声影，活动度(+)，胆汁透声佳，肝内胆管未见异常声影。住院23天胆囊壁炎症消失，肝内胆管结石排出，只留下一枚位于胆囊隔下的结石。患者 76 岁高龄，可以人石共存，遂痊愈出院。

三、"非结石性胆囊炎"病例

例 1：曹某，男，46 岁。因高脂餐后突发右上腹剧痛，向后背放射，伴恶心呕吐，确诊为非结石性胆囊炎已 3 年。本人拒绝切胆手术，至今未愈。2004 年 4 月 6 日晚再次发作来院。彩超示：胆囊大小 9.0cm×3.8cm，饱满，胆汁透声不佳，胆囊壁毛糙，厚 0.3cm，未见强回声，胆总管 0.6cm。

按湿热型胆石症常规用药治疗，并肌肉注射哌替啶 50mg；用药后疼痛消失，2 小时后进食米粥约 500g；次日晨起排稀便，搜集到泥沙样胆色素结石，最大 0.2cm，量不多。患者用药治疗 3 天。彩超示：胆囊一切正常，自行放弃用药，终止治疗。

1 个月后食高脂餐时突然旧病复发，急来院。彩超示：胆囊大小 8.5 cm×3.2cm，胆囊颈部近胆管口处见一 0.4cm×0.3cm 强回声，后伴声影，随体位不移动，征得患者同意后行 ESWL 治疗 1 次，第 2 天排出 0.3cm×0.3cm 黑色块状结石 3 块，坚持规范用药治疗 10 天，至今 11 年，未复发。

例 2：张某，男，26 岁。因上腹疼痛难忍伴恶心欲吐反复发作，无发热，已 3 年，经抗炎、解痉缓解；经胃镜、化验多方检查，未能确定诊断。2012 年 11 月，家长来咨询，嘱其发作时来诊。2012 年 12 月 18 日患者疾病发作，急来医院。查体：右上腹有明显压痛，余无阳性体征。彩超示：胆囊大小 8.9cm×3.4cm，饱满，胆囊壁毛糙，不厚，胆汁透声欠佳，未探及异常声影，余无异常。

按肝郁气滞型胆石症治疗，症状很快消失，7 小时内排出稀便，搜集到泥沙样黄褐色混合结石，第 6 天排出一枚 0.5cm×0.3cm 大小的褐色结石，以后再无结石排出。继续规范治疗至 10 天，一切检查正常，至今未复发。

这是一例"非结石性胆囊炎"患者，因为每次就诊胆囊变化不明显而被忽视，没能及时正确诊断。

本次检查特别注重胆囊形态改变，因此确定为"非结石性胆囊炎"，治疗过程中排出结石，最后确定诊断：胆囊结石合并胆囊炎。所以对非结石性胆囊炎的诊断应该慎之又慎，避免盲目切胆，造成伤害。

例3：李某，男，59岁。因上腹隐痛、胀满就诊，B超检查胆囊壁增厚，确诊为慢性胆囊炎已20余年，多方治疗无明显疗效，3个月前慕名来院服中药7剂，疗效初显。2013年3月26日为求彻底治疗来院。

查体：慢性病容，消瘦，上腹压痛明显，右上腹尤著，肌紧张（－），反跳痛（－），墨菲征（±）。彩超示：胆囊大小5.2cm×2.0cm，胆囊壁厚0.5cm，胆汁透声欠佳，未探及强回声，胆总管内径0.6cm。血常规、尿常规、肝功能均正常。

按肝郁气滞型胆石症治疗，嘱其认真搜集结石，第2天排稀便时就搜集到大量泥沙样褐色结石，呈粉末状，冲击治疗10天，搜集到粉末样黄褐色结石达半青霉素小瓶之多，自觉症状完全消失，食欲大增，进高脂餐亦无任何不适，结束了20年未吃荷包蛋的历史。4月7日彩超检查：肝胆均正常。继续巩固治疗10天，单服舒肝利胆排石汤10剂，随访无复发。

例4：赵某，女，48岁。患非结石性胆囊炎8年，高脂餐后右上腹及后背疼痛，久治不愈，今腹痛1小时来诊，2012年3月12日入院。查体：右上腹压痛明显，肌紧张（±），余无阳性体征。彩超示：胆囊大小8.4cm×3.8cm，饱满，胆囊壁毛糙，胆汁透声欠佳，未探及异常回声。血化验、生化、尿化验均正常。

按肝郁气滞型胆石症治疗：

用药1小时内疼痛即缓解，7小时后排稀便，见少量泥沙样胆色素结石，以后排石量增多，为胆色素、胆固醇混合性结石，最大

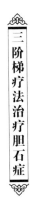

3cm×2cm；每天排稀便 3～4 次，进食高脂餐无任何不适症状，冲击治疗 10 天，仍有少量泥沙样结石。3 月 22 日彩超及相关检查均未见异常，办理出院，巩固治疗 10 天，至今无复发。

例 5：陈某，女，58 岁。患慢性胆囊炎 12 年，上腹胀痛、恶心、嗳气经常发生。陪爱人治疗胆石症，被疗效吸引。2013 年 1 月 3 日要求门诊治疗。查体：右上腹及正中部位压痛明显，余无异常体征。彩超：胆囊大小 5.2cm×1.5cm，壁厚 0.5cm，胆汁透声差，未探及异常回声，胆总管内径正常。血、尿、生化检查均正常。

按肝郁气滞型胆石症常规治疗，当天即感腹胀明显减轻；第 2 天开始排出泥沙样粉末状胆色素、胆固醇混合结石，共排出结石约 1/3 青霉素小瓶。1 月 13 日彩超示：胆囊大小 6.3cm×2.0cm，壁厚 0.3cm，毛糙，继续巩固治疗服药 1 周痊愈。

四、关于胆囊切除术后复发结石的病例

例 1：李某，女，67 岁。该患者于 12 年前因胆囊结石、肝内胆管结石行胆囊摘除、肝左叶外缘部分切除术。2013 年 3 月 1 日彩超示：肝左叶矢状部肝内胆管扩张，其内可见强回声，大小 1.2cm×0.5cm，右肝叶胆管内可见串珠样强回声，长约 2.0cm，胆总管上段宽 1.3cm，后壁可见强回声，大小 2.5cm×0.6cm，胆囊缺如。

2013 年 3 月 2 日，患者以①肝内胆管多发结石；②胆总管结石；③胆囊切除术后入院。病人无发冷、发烧，血常规、肝功能各项指标正常。

按肝内外胆管结石治疗常规用药：

1. 中药：化瘀利胆排石汤，每次 1/2 剂，2 次 / 日，早、晚餐前 30 分钟温服。

2. 西药：①基本方常规用药；②抗生素改用注射用氨曲南 2g，1 次 / 日，静点。

3. 配合高脂餐。

以上综合治疗用药 15 天，治疗 12 小时内即开始排石，每天排稀便 3 ～ 4 次，每次均可搜集到泥沙样及颗粒状胆色素性结石。第 12 天以后结石排出量逐渐减少，共行 ESWL 治疗 2 次。第 15 天已不再排石，又单独口服中药 3 天，无结石排出。复查彩超示：除胆总管为 0.9cm 略宽外，无结石声影，痊愈出院。

例 2：李某，男，55 岁。该患者 10 个月前行胆囊结石摘除术，近 2 周数次突发上腹痛，无发烧。2011 年 9 月 9 日于外院经核磁确诊为肝内外胆管结石。2011 年 9 月 11 日彩超示：胆总管上段内径 13cm，中段探及 0.6cm×0.4cm 强回声，以肝内外胆管结石、胆总管扩张入院。

查体：无黄疸，上腹剑突下压痛明显，无肌紧张，反跳痛（—）。血常规在正常范围，肝功能 ALT71.2U/L，GGT220.9U/L，TBIL36.41μmol/L，DBIL15.4μmol/L，IBIL28.3μmol/L，按肝内外胆管结石常规用药。

1. 中药：化瘀利胆排石汤，每次 1/2 剂，2 次 / 日，早、晚餐前 30 分钟温服。

2. 西药：基本方常规用药。

3. 配合高脂餐。

上述治疗 16 小时内开始排出泥沙样胆色素性结石，每日排稀便 4 ～ 5 次，排石量逐渐增多，最大结石 1.0cm×0.8cm，用药 10 天后改为单独服用化瘀利胆排石汤，每次 1/2 剂，2 次 / 日。胆总管行 ESWL 治疗 1 次，入院第 6 天肝功能各项指标恢复正常。10 月 4 日彩超示：胆总管 1.0cm，肝内胆管不扩张，未见结石影，住院 26 天痊愈。

例 3：石某，女，57 岁。因胆石症胆囊摘除 1 年，胆总管结石半年，服中药治疗 2 周无效，于 2011 年 6 月 9 日以胆总管结石、胆囊切除术后 1 年入院。病人自述上腹胀痛半月余，无发冷、发烧，无黄染，上腹正中有压痛。彩超示：胆总管内径 1.0cm，内见 0.5cm×0.4cm

中等强度回声，伴声影，肝功能、血常规均正常。

按肝内外胆管结石常规用药：

1. 中药：化瘀利胆排石汤，每次 1/2 剂，2 次 / 日，早、晚餐前 30 分钟温服。

2. 西药：按基本方常规用药，活血化瘀药应用香丹、黄芪注射液。

3. 高脂餐。

4. 当日行 ESWL 治疗 1 次。

患者因 24 小时排稀便达 7 次之多，第二天即将 50% 硫酸镁减量服，每次 10mL，早、晚餐后 15 分钟口服，调整理想便次为每日 3 次。ESWL 治疗 3 天后，西药组中香丹注射液改成舒血宁注射液 20mL，黄芪注射液改成冠心宁注射液 20mL，以加强活血化瘀、松解粘连之目的。

上述治疗后，患者当天自觉腹痛症状消失，入院 32 小时开始排泥沙样胆色素性结石，于 6 月 20 日再次行胆总管 ESWL 治疗，至 26 日仍可搜集到泥沙样及颗粒状胆色素结石。临床治疗顺利，6 月 30 日排石明显减少，巩固治疗 4 天。7 月 4 日彩超示：胆总管中上段内径 0.6cm，未见明显异常回声，痊愈。

例 4：王某，女，43 岁。因胆囊结石于 2006 年摘除胆囊，现因肝内胆管结石、胆总管结石，于 2011 年 6 月 12 日入院。彩超示：肝右叶探及 0.4cm×0.3cm 强回声，后伴声影，胆总管上段扩张 1.1cm，内探及 1.0cm×0.5cm 强回声，后伴声影，肝功能、血常规无异常改变。

按肝内胆管结石常规治疗：

1. 中药：化瘀利胆排石汤，每次 1/2 剂，2 次 / 日，早、晚餐前 30 分钟温服。

2. 西药：①基本方常规用药；②抗生素改用注射用头孢西丁钠 2.0g，皮试（－），2 次 / 日，静点。

3. 高脂餐。

4. 当日行 ESWL 治疗胆总管结石 1 次。

入院18小时开始排出泥沙样胆色素结石,三天后将西药中的香丹换成舒血宁注射液20mL,黄芪换成冠心宁注射液20mL。患者排石渐增多,伴有颗粒状,直径约4mm的结石。6月22日复查,彩超示:肝右叶见一0.5cm×0.4cm强回声,后伴声影。第二天又行ESWL治疗1次,每天陆续排石。至7月2日已不再有结石排出;又巩固治疗3天。7月5日彩超示:胆囊缺如,胆总管内径0.6cm,余无异常改变。住院23天,痊愈出院。

例5:王某,男,55岁。2004年因胆石症行胆囊切除、胆总管探查取石,2007年行ERCP取石,2010年行胆肠吻合术,2011年再次行ERCP取石,现因突发上腹痛、发冷、发烧、恶心、呕吐一天,于2012年7月5日来院,以胆总管结石、肝内胆管结石、化脓性胆管炎入院。

查体:BP110/80mmHg,P80次/分,T38.8℃,R18次/分;黄疸(±);心肺听诊正常,腹平坦,中上腹可见三个手术瘢痕,长度均在10cm以上,上腹正中部压痛,肝区叩击痛(+),肠鸣音弱,下肢无浮肿。彩超示:肝实质回声欠均匀,左肝内胆管探及多发强回声,较大者为1.3cm×0.7cm,后伴声影;右肝内胆管探及多个强回声,大者为0.6cm×0.5cm,后伴声影;肝总管内径0.9cm,胆总管上段宽约1.4cm,内见1.8cm×1.2cm强回声,后伴声影,中下段显示不清楚;胆囊缺如。肝功能:ALT293.3U/L,AST63.0U/L,ALP224.3U/L,GGT353.0U/L,TBIL18.83μmol/L。血常规:白细胞$15.8×10^9$/L,粒细胞百分比81.2%。

按肝内外胆管结石、胆总管结石梗阻、急性胆管炎常规治疗:

第二天病人无任何不适,对胆总管结石行ESWL治疗1次,碎石后排石增多,搜集到0.3cm颗粒状和泥沙样结石。

7月9日(入院第5天)彩超示:胆总管上段宽约1.1cm,内见1.2cm×0.9cm强回声,后伴声影,中下段显示不清,入院治疗。

7月15日彩超示:左、右肝内胆管探及多发强回声,后伴声影,最大直径分别为 0.4cm×0.3cm、0.5cm×0.3cm，密度明显减少，胆总管上段宽 1.2cm，未见异常声影。肝功能：ALT128.2U/L，AST71.6U/L，ALP231.1U/L，GGT629.5U/L，TBIL19.16μmol/L，DBIL3.79μmol/L。

7 月 16 日肝内胆管行 ESWL 治疗 1 次。

7 月 18 日肝功能：ALT44.92U/L，GGT78.6U/L，自动出院。带 10 剂化瘀利胆排石汤，2 次 / 日，口服，巩固治疗。

五、肝内外胆管结石、胆总管结石病例

例 1：刘某，男，64 岁。因上腹部胀痛不适 10 余天，2013 年 2 月 6 日以肝内外胆管结石、胆总管结石、肾结石入院。患者无寒战、发热及黄疸，上腹压痛明显，无肌紧张、反跳痛。彩超示：肝内胆管探及多个强回声，较大者为 0.7cm×0.5cm，后伴声影；肝总管宽约 1.4cm，内见 2.4cm×1.1cm 强回声，后伴声影；胆总管上段宽为 1.2cm，内探及 0.8cm×0.6cm 强回声，后伴声影；胆囊大小正常，内无异常回声，左肾内探及 0.8cm×0.5cm 强回声，后伴声影。

按肝内外胆管结石常规用药：

1. 中药：消炎利胆排石汤，每次 1/2 剂，2 次 / 日，早、晚餐前 30 分钟温服（因碎石治疗不选化瘀利胆排石汤）。

2. 西药：①基本方常规用药；②抗生素注射用氨曲南 2.0g，1 次 / 日，静点；③加用 5% 葡萄糖注射液 250mL+ 注射用泮托拉唑 40mg，1 次 / 日，静点。

3. 高脂餐。

4. ESWL 治疗：2 月 6 日碎胆总管结石；2 月 7 日碎左肾结石；2 月 11 日碎肝总管结石；2 月 14 日碎胆总管结石，共行 4 次 ESWL 治疗。

强调四点：①首选胆总管碎石，打开下端通道，防止上端结石下移加重梗阻；②肾结石碎石后在治疗胆管结石过程中可自行排出，无须进一步特殊用药；③该患者胆道结石均来自肝内胆管，结石松脆，低能量碎石亦可显效；④不同部位、低能量、短间隔不会造成

肝胆损伤。患者住院 10 天，碎石 4 次，2 月 16 日彩超示：肝内胆管探及多个强回声，大者 0.7cm×0.4cm，后伴声影，肝总管、胆总管均未见异常，住院 10 天因家中有事出院。

例 2：康某，女，43 岁。突发右上腹及剑突下剧痛，寒战高热，体温达 39.5℃，伴恶心、呕吐 2 天，由外院转诊。

在我院做彩超示：肝左叶内胆管扩张，并可见约 1.8cm×0.8cm 强回声团伴声影，胆囊大小如常，壁厚约 0.6cm，不光滑，囊内见低回声团堆积，最大范围 0.7cm×0.9cm，胆汁透声欠佳，胆总管最宽处 1.2cm，内可见低回声填充。

门诊以肝内胆管结石、胆总管结石、急性胆管炎、胆囊结石、胆囊炎于 2013 年 6 月 2 日收入院。

查体：黄疸（+），右上腹及腹正中部压痛明显，肌紧张（+），反跳痛（－）。肝功能：ALT112.6U/L，AST43.6U/L，ALP153.4U/L，TBIL38.7μmol/L。血常规：白细胞 5.4×10^9/L，粒细胞百分比 94.8%，血红蛋白 78.6g/L，红细胞压积 23.9%，血小板 156×10^9/L。

按湿热型胆石症（急性胆管炎）治疗：

1. 中药：消炎利胆排石汤，每次 1/2 剂，2 次/日，早、晚餐前 30 分钟温服。

2. 西药：①基本方常规用药。②抗生素改用注射用头孢西丁钠 2.0g，皮试（－），2 次/日，静点。③加 0.9% 氯化钠注射液 250mL+注射用泮托拉唑 40mg，1 次/日，静点。④葡萄糖硫酸亚铁片 2 片/次，3 次/日，餐后服。

入院不足 14 小时开始排石，发冷、发烧、腹痛、恶心、呕吐等症状全部消失。6 月 7 日（入院第 5 天）查肝功能：ALT、TBIL 等均正常，粒细胞百分比 53.7%，红细胞 3.05×10^12/L。6 月 11 日彩超示：肝左叶探及 0.9cm×0.6cm 结石影，胆囊、胆总管均无异常改变。6 月 13 日痊愈出院。

例 3：张某，女，77 岁。该患者 1 年半前突发上腹剧痛、寒战、

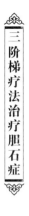

发热，于北京三甲医院行胆囊切除、胆总管探查术，出院后2周再次出现上述症状，在外院行ERCP取石，以后反复发冷、发烧、腹痛，此次发病6天，治后疗效不佳，于2011年6月18日来院，门诊以肝内胆管结石、胆总管结石、急性胆管炎、胆囊切除、胆总管切开取石术后、冠心病入院。

查体：BP138/90mmHg，P68次/分，T35.8℃，R22次/分，神志清楚，表情痛苦，无黄疸，心肺听诊正常，腹部可见约15cm的手术疤痕，右上腹及剑突下有明显压痛，无肌紧张，反跳痛（－），全腹无移动性浊音；肠鸣音减弱，下肢无浮肿。

彩超示：肝左叶内见强回声光团，范围1.4cm×0.6cm，后伴声影；肝内胆管增宽，最宽约0.9cm；胆总管宽1.1cm，胆囊缺如。CT报告：双肺下叶慢性炎症；双侧胸膜增厚；心影增大；肝内胆管结石扩张。血常规：正常范围。

尿常规：白细胞（＋）。肝功能：ALT33.8U/L，TBIL19.12μmol/L，GGT105.6U/L。X线胸片：双肺纹理增宽、增多、紊乱，双肋膈角变钝，主动脉增宽，心影增大。

按湿热型胆石症常规治疗，同时观察疗效，警惕胆总管下段因反复炎症及奥迪括约肌切开后导致狭窄而影响排石效果之可能，必要时再行ERCP取石治疗。

患者入院治疗前3天仍出现腹痛、发热症状，体温最高达38.1℃，但自觉症状比转院前减轻，每天排便3～4次，有泥沙样胆色素结石排出，最大者0.3cm×0.3cm，能进半流食，睡眠改善。

6月21日至28日，腹痛完全缓解，不发烧，每天均有少量泥沙样结石排出，彩超监测：左肝叶内结石范围逐渐减少，声影变淡，而肝内胆管扩张增宽，由开始时0.9cm变成2.0cm；胆总管宽度也逐渐扩大，由入院时1.1cm变成1.8cm，又探及堆积物，后伴弱声影。综合分析判断，大量肝内胆管结石排出后堆积在胆总管，故转院至上级医院，趁感染已控制行ERCP取石，随访取出大量泥沙样结石，至今未复发。

经验：应用"中西医结合排石系列疗法"清除肝内胆管结石，控制炎症，取得一网打尽的效果。

例4：郑某，男，38岁。突发上腹痛，发冷、发烧、恶心、呕吐8小时就诊。彩超示：胆囊大小8.6cm×3.7cm，壁厚0.3cm，腔内见中强回声，大小0.6cm×0.4cm，后伴声影，可移动，胆汁透声欠佳，胆总管上段宽1.2cm。2012年1月20日，以急性胆囊炎、胆管炎入院。查体：上腹正中有压痛，无肌紧张。血常规：白细胞$14.8×10^9$/L，中性粒细胞79%。肝功能：ALT174U/L，AST148U/L，GGT308U/L，TBIL94.8μmol/L，DBIL54.2μmol/L，IBIL40.6μmol/L。

按胆石症湿热型常规治疗：

1.中药：消炎利胆排石汤，每次1/2剂，2次/日，早、晚餐前30分钟温服。

2.西药：①基本方常规用药；②抗生素用注射用头孢西丁钠2.0g，皮试（－），2次/日，静点。

3.高脂餐。

用药2小时症状逐渐缓解，治疗不足10小时开始排出混合性泥沙样结石。1月23日彩超示：胆囊大小8.3cm×2.9cm，腔内探及0.6cm×0.4cm强回声，后伴声影，随体位移动（+），胆总管上段宽1.1cm，内见1.0cm×0.6cm强回声，后伴声影，患者体温正常，白细胞正常，行ESWL治疗胆总管结石后，排石量增加。1月31日彩超示：胆囊7.3cm×2.3cm，胆总管上段1.0cm，近中段探及一个0.8cm×0.5cm强回声，后伴声影，第二次行ESWL治疗胆总管结石。2月4日彩超示：胆总管内径0.7cm，胆囊正常。住院15天痊愈出院。

例5：李某，女，70岁。患慢性支气管炎20余年，肺心病4年，胆囊结石15年，上腹胀痛、恶心、呕吐反复发作，近2个月上述症状加重，发烧、咳嗽、痰多、呼吸困难、浮肿，在当地医院住院20余天，病情加重，2014年10月30日来院。

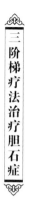

查体：BP140/80mmHg，P80 次 / 分，R24 次 / 分，T36.4℃，呼吸困难，口唇发绀（+），消瘦，颈静脉怒张（+），桶状胸，双肺呼吸音减弱，可闻及较密集的干湿啰音，双肺底尤著，心界不大，心率 88 次 / 分，心律不齐，偶闻期前收缩，无杂音，肺 A2 亢进，腹略满，上腹胆囊区压痛明显，包块（-），肌紧张（±），无反跳痛，墨菲征（+），肝脾未触及，肠鸣音弱，下肢浮肿（++）。

彩超示：胆囊大小 7.2cm×2.4cm，壁厚 0.6cm，胆囊内探及多发强回声，较大者 1.4cm×0.7cm，后方伴声影，随体位移动（+），可见少量胆汁，胆总管上段宽 1.3cm，内探及 1.1cm×0.8cm 弱声影，主胰管正常。血常规：白细胞 $6.8×10^9$/L，粒细胞百分比 89.4%；肝功能：ALT148.6U/L，ALP128.1U/L，GGT210.6U/L，TBIL 68.28μmol/L，DBTL43.20μmol/L，IBIL25.08μmol/L；尿常规：胆红素（+），尿胆原（+），蛋白质（+）。

心电图示：窦性心律；偶发室上性期前收缩；肺型 P 波；下壁、前壁心肌缺血；电轴中度右偏。X 线胸片：双肺门阴影增大、增浓，纹理增多、增强、紊乱，两肺可见斑片状或蜂窝状阴影，边缘模糊，肺动脉段突出，心影向两侧扩大。

诊断：胆囊结石；胆囊炎；胆总管结石；慢性支气管炎；支气管扩张合并感染；肺心病并冠心病，心功能 3～4 级。

按胆石症之肝郁气滞型、慢性肺感染、肺心病并冠心病、心功不全行综合治疗措施，并应用黄芪注射液，取双侧风门、肺俞、厥阴俞，每穴 0.5mL 注射，隔日 1 次，7 次后停 3 天，重复注射。

用药不足 2 小时病情逐渐稳定，呼吸困难好转，血氧饱和度升至 96%～98%，尿量增多；8 小时后开始排稀便，搜集到块状大小约 0.5cm×0.2cm 的结石和泥沙样结石，食欲转好，当天即能平卧入睡，以后排石量增多，可见大量蛔虫残体结石。

11 月 5 日彩超示：胆囊大小 6.2cm×2.1cm，胆囊壁厚 0.3cm，内探及 1.4cm×0.7cm、1.2cm×0.6cm 强回声，后伴声影，移动度不明显，胆汁透声佳，胆总管宽 0.9cm，无异常声影，肝内胆管不扩张，病情稳定，心功能改善，行 ESWL 治疗胆囊结石后，排石增加。

11 月 13 日 X 线胸片示：双肺纹理增强、紊乱，右心膈角见蜂窝状阴影，心界大致正常。住院 20 天体重增加 1.5kg，肝功能正常。彩超示：胆囊内见多个强回声，大者 0.5cm×0.3cm，带舒肝利胆排石汤 10 剂出院。2014 年 12 月 5 日随访，当地彩超报告：胆囊大小正常，无异常阴影。

该患者因受胆石症长期困扰导致心肺功能难以纠正，造成寝食难安，每况愈下。主要矛盾一旦解决，次要矛盾便迎刃而解。

六、急性梗阻性化脓性胆管炎病例

例 1：吴某，男，46 岁。该患者于 2012 年 3 月 25 日于外院行微创保胆手术，3 月 31 日出院。1 周后出现上腹胀痛，发热、黄疸，经外院抗炎综合治疗 10 天，病情加重，发热，体温高达 39.5℃，黄疸加重，恶心，呕吐，不能进食，全身出现皮疹，2012 年 4 月 17 日来院。

彩超示：胆囊大小 9.5cm×4.5cm，壁厚 0.3cm，胆汁混浊，胆总管上段 1.0cm，腹腔探及液性暗区，深达 1.7cm，以急性胆囊炎、急性胆管炎入院。

查体：体温 39.3℃，脉搏 102 次 / 分，血压 100/70mmHg，呼吸 22 次 / 分，精神萎靡，重度黄染，全身皮肤可见较密集斑片状皮疹，有皮屑，压之褪色，两肺呼吸音粗糙，有散在干啰音，心律整齐，心率 102 次 / 分，无杂音，右上腹有轻压痛，无肌紧张，反跳痛（－），无包块，肝区叩痛明显，下肢浮肿（+）。

血常规：白细胞 $8.4×10^9$/L，粒细胞百分比 92%，红细胞 $6.58×10^{12}$/L，血红蛋白 173g/L，空腹血糖 7.91mmol/L。尿常规：尿糖（++）、酮体（++）、胆红素（+++）、蛋白质（+++）、白细胞（++）。

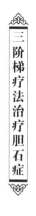

肝功能：ALT277.7U/L，AST70.1U/L，ALP271.44U/L，GGT411.1U/L，TBIL429.49μmol/L，DBTL162.14μmol/L，IBIL267.35μmol/L。

心电图：①窦性心动过速；② Ⅱ、Ⅲ、AVF、V_1～V_6 的T波倒置或低平。胸片提示：双肺纹理增强、紊乱，肺门阴影增重。诊断：重症胆管炎；急性胆囊炎；肝肾综合征；中毒性心肌炎；糖尿病酮症；药物性皮炎；微创保胆取石术后。

该患者因急性梗阻性化脓性胆管炎（重症胆管炎）导致心、肝、肾、胰腺四大脏器严重受损，必须立即解除胆道（尤其是肝内胆管）的梗阻，才能有效控制感染，阻止病情恶化。

按热毒炽盛型胆石症常规治疗：

1. 中药：消炎利胆排石汤加味，每次1/2剂，早、晚餐前30分钟温服。

2. 西药：① 10%葡萄糖注射液250mL+VC注射液2.5g，2次/日，静点；② 0.9%氯化钠注射液150mL+注射用氨曲南1.5g，2次/日，静点；③ 10%葡萄糖注射液250mL+舒血宁注射液20mL，1次/日，静点；④ 0.9%氯化钠注射液250mL+冠心宁注射液20mL，1次/日，静点；⑤ 20%白蛋白注射液50mL，1次/日，静点（共5支）；⑥肝氨注射液250mL+10%氯化钾5mL，1次/日，静点；⑦ 10%葡萄糖注射液250mL+注射用泮托拉唑40mg，1次/日，静点；⑧地塞米松注射液10mg、甘利欣注射液30mL分别加入①组中；⑨普通胰岛素6U，早、晚餐前30分钟皮下注射；⑩氯化钾缓释片0.5g，3次/日，口服。

3. 注意事项：半流食，一级护理，记液体出入量，及时测血糖、电解质、肝功能。

患者4月17日上午9：50用药，11：30自觉腹胀减轻，恶心、呕吐消失，下午3时排稀便1次，量约400g，搜集到泥沙样结石（见图1），开始有食欲，晚5时进稀粥200mL，夜间体温39℃以下，脉搏78次/分，排尿4次，大便3次，24小时入量2800mL，出量

3500mL，夜间睡眠较好。

4月18日9时，病人精神较佳，进食米粥350mL，黄疸减轻，皮疹明显减轻。血常规：白细胞14.8×10⁹/L。粒细胞百分比80.8%，血红蛋白158g/L，血小板329×10⁹/L。肝功能：ALT202.8U/L，AST62.1U/L，ALP183.0U/L，GGT1142.8U/L，TBIL302.86μmol/L，DBTL118.72μmol/L，IBIL183.94μmol/L。空腹血糖：12.85mmol/L。病情逐渐好转。

4月23日，血常规：正常。尿常规：葡萄糖（—），胆红素（+），酮体（±），蛋白质（—），白细胞（+）。肝功能：ALT203U/L，AST58.9U/L，ALP2254.8U/L，GGT665.1U/L，TBIL143.73μmol/L，DBTL59.6μmol/L，IBIL84.67μmol/L。空腹血糖：5.9mmol/L。

4月24日彩超示：胆囊大小8.8cm×3.8cm，壁厚约0.5cm，胆汁透声好，胆总管上段宽1.1cm，近中段探及1.3cm×0.6cm强回声，后伴声影，下段显示不清；对胆总管结石行ESWL治疗1次。

4月28日彩超示：胆囊大小7.8cm×3.0cm，壁厚0.3cm，胆囊壁上探及0.5cm×0.3cm、0.4cm×0.3cm强回声，无明显声影，移动不明显，胆汁透声好，胆总管上段宽约1.0cm，未见异常回声，下段探查不清。

4月29日肝功能：ALT147.2U/L，AST21.1U/L，ALP134U/L，GGT458.3U/L，TBIL88.2μmol/L，DBTL30.45μmol/L，IBIL57.75μmol/L。血糖5.9mmol/L。尿常规：胆红素(+)，尿胆原(+)，白细胞（+）。

5月25日彩超示：胆囊大小6.2cm×2.8cm，壁毛糙，囊内见多个点状强回声漂浮，随体位移动，胆总管内径0.7cm。

5月31日肝功能：GGT63.2U/L（参考值0～50U/L），余各项均正常。

6月1日出院，住院45天痊愈。

例2：刘某，男，83岁。因突然寒战、高热、腹痛、黄疸，以

临床实践篇

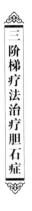

胆囊结石、急性胆囊炎、肝内外胆管结石、急性胆管炎反复多次住院，终因年老、体弱多病，不能承受手术治疗，采用抗炎支持等综合治疗，病情恶化，高热不退，最高 40.5℃，黄疸加重，不能进食，于 2011 年 1 月 18 日来院求治。

查体：BP90/70mmHg，P118 次 / 分，R24 次 / 分，T39.3℃，精神恍惚，反应明显迟钝，明显黄疸；双肺散在干湿啰音，心音低钝，心率 118 次 / 分，心律不齐，有期前收缩，无杂音，上腹饱满，胆囊区压痛（+），肌紧张（±），无反跳痛，下肢浮肿（+），双下肢末梢发凉。

血常规：白细胞 10.4×10⁹/L，粒细胞百分比 94.3%，血红蛋白 89g/L，血小板 104×10⁹/L。

尿常规：胆红素（++），蛋白质（+），白细胞（+）。

肝功能：ALT262.6U/L，ALP298.4U/L，AST189U/L，GGT644.4U/L，TBIL238.28μmol/L，DBTL125.08μmol/L，IBIL113.20μmol/L，TP54.2g/L，ALB30.4g/L，GLB23.8g/L。

彩超示：胆囊大小 9.2cm×4.0cm，壁厚 0.5cm，腔内少量胆汁，充满强回声，后伴声影；胆总管上段宽达 2.2cm，内见 3.5cm×1.8cm 强回声，后伴声影；肝内胆管、肝总管均明显扩张，肝内见多个强回声，后伴声影，最大 1.0cm×0.7cm。

心电图：窦性心动过速；频发室性期前收缩；下壁、前壁心肌缺血。

诊断：重症胆管炎；急性胆囊炎；胆囊结石充满型；胆总管结石梗阻；冠心病；心功能 3 级；营养不良性贫血；低蛋白血症；脑梗恢复期。

患者 83 岁高龄，体弱多病，营养不良，又长时期住院，大量应用抗生素，耐药菌株感染机会增多，感染难以控制，属极高危病人，应家属恳求，做以下治疗，按危重病人一级护理。

按热毒炽盛型综合治疗：

1. 中药：自拟消炎利胆排石汤（加减），每次 1/2 剂，早、晚餐前 30 分钟温服，50% 硫酸镁溶液 15mL，3 次 / 日，餐后 15 分钟口服。

2. 西药：① 10% 葡萄糖注射液 250mL+VC 注射液 2.5g，2 次 / 日，静点；② 0.9% 氯化钠注射液 250mL+ 注射用氨曲南 1.5g，2 次 / 日，静点；③ 奥硝唑注射液 0.2g，2 次 / 日，静点；④ 10% 葡萄糖注射液 250mL+ 舒血宁注射液 20mL，1 次 / 日，静点；⑤ 0.9% 氯化钠注射液 250mL+ 黄芪注射液 20mL，1 次 / 日，静点；⑥ 20% 白蛋白注射液 50mL，1 次 / 日，静点（共 4 支）；⑦ 肝氨注射液 250mL+10% 氯化钾注射液 5mL，1 次 / 日，静点；⑧ 10% 葡萄糖注射液 250mL+ 注射用泮托拉唑 40mg，1 次 / 日，静点；⑨ 地塞米松注射液 10mg、甘利欣注射液 30mL 分别加入①组中；⑩ 毛花苷C 注射液 0.2mg+10% 葡萄糖注射液 20mL 静推；⑪ 氯化钾缓释片 0.5g，3 次 / 日，口服。

3. 饮食：米汤至米粥，渐进。

患者 1 月 18 日上午 10 时开始用药，下午 2 时自觉腹痛、腹胀明显减轻，恶心、呕吐消失，有食欲，进 50mL 米汤，无不适，2 小时后又进 100mL 米汤，下午 6 时排宿便后排稀便，搜集到胆色素性泥沙样及小块状结石，最大直径 0.6cm，食欲强烈，因 10 余天未能进食，所以控制饮食，仍以米汤为主，夜间进米汤及温水 1100mL，24 小时入量 3600mL，出量 2800mL。

1 月 19 日 9 时查体：BP130/80 mmHg，P78 次 / 分，R18 次 / 分，T36.1℃。黄疸减轻，双肺呼吸音粗糙，无啰音，心脏听诊正常，腹平软，上腹正中部轻度压痛，无肌紧张，下肢无浮肿。彩超示：胆囊大小 7.8cm×2.8cm，轮廓清楚，胆汁增多、混浊，腔内多发强回声，最大 1.2cm×0.7cm，后伴声影，胆总管上段宽 1.8cm，内见 2.7cm×1.0cm 强回声，后伴声影，肝内胆管轻度扩张，多发强回声，最大 0.7cm×0.6cm，后伴声影。血常规：白细胞 $11.2×10^9$/L，粒细胞百分比 78.3%。尿常规：胆红素（＋），蛋白质（－），白细胞（＋）。肝功能：ALT181.2U/L，AST141.8U/L，ALP108.2U/L，GGT498.2U/L，

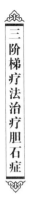

TBIL126.4μmol/L（直接胆红素、间接胆红素均下降）。病情稳定好转。

1月23日晚8：30突然寒战高热，体温达40.5℃，上腹剧痛，恶心，呕吐，考虑为排石痛。床头B超示：胆囊大小7.6cm×2.7cm，腔内结石影约占1/2，胆汁混浊，胆总管扩张，宽2.2cm，内探及3.2cm×1.6cm强回声，后伴声影，经穴位封闭、退热药入壶等综合治疗措施，疼痛、发热持续2小时后突然缓解；次日晨起排稀便，见大量泥沙样及块状结石，最大直径1.6cm×1.2cm，呈红褐色混合性结石（见图2），易碎。冲击治疗15天，单独服化瘀利胆排石汤10天。彩超示：胆囊内见多发结石，胆总管1.0cm，除有轻度扩张外，余无异常。住院25天，2月13日出院。

例3：田某，男，64岁。患者2009年因胆石症行胆囊切除、左肝叶部分切除、胆总管探查术后，行一次ERCP治疗，现因上腹疼痛、发热、恶心、呕吐、黄疸来院，以急性胆管炎于2012年10月3日17时入院。

查体：T37.5℃，P74次/分，R20次/分，BP100/70 mmHg，患者表情痛苦，查体合作，巩膜黄染，心肺听诊正常，腹平坦，剑突下沿右肋缘见长20cm的手术瘢痕，右上腹及剑突下压痛（+），无反跳痛，肌紧张（±），肝区叩痛（+），肠鸣音减弱。彩超示：右肝叶大小正常，左肝叶欠清晰，实质回声细密增强，右肝内胆管扩张，最宽约1.1cm，胆囊缺如，胆总管中上段最宽达1.6cm，管壁增厚，回声增强，管腔内透声差，探及点状及絮状回声，较大的范围约2.1cm×0.6cm，主胰管未见扩张。

入院即按胆总管结石梗阻、急性胆管炎常规治疗，患者夜间病情较稳定，腹痛减轻，恶心、呕吐消失，每餐进米粥300mL，排稀便2次，未见结石，排尿3次。

10月4日晨，T37.3℃，P84次/分，R18次/分，BP130/80mmHg，右上腹及正中有轻度压痛，无肌紧张，反跳痛（－）。心肺听诊正常。

血常规：白细胞29.9×10^9/L，粒细胞百分比95.4%。尿常规：尿糖(+++)，酮体（±），尿胆原（±），白细胞（±）。肝功能：ALT222.6U/L，AST171.1U/L，ALP103.1U/L，GGT248.1U/L，TBIL144.28μmol/L，DBTL91.86μmol/L，IBIL52.12μmol/L。尿素氮16.2μmol/L。空腹血糖8.46mmol/L。彩超同上。

通过入院近18小时的治疗观察，患者虽然腹痛等消化道症状有所减轻，仍低热，但是一直未见结石排出。彩超动态观察，胆总管扩张程度未减轻，综合肝功能、肾功能相关指标及血常规变化，分析病人胆总管下端及奥迪括约肌部位存在病理性狭窄，结石梗阻比较严重，胆道系统的高压状态不能有效解除，因此，有发展成急性重症胆管炎之可能。

建议患者转院行ERCP治疗，患者拒绝，要求继续在本院非手术治疗（病人已先后2次在本院治愈）。

10月6日12时住院已达72小时，仍未顺利排石，病人自觉症状略减轻，每餐能进食300mL米粥，但黄疸加重，腹胀明显，肝区叩痛加重，出现快速房颤。血常规：白细胞持续20.0×10^9/L以上，血小板48×10^9/L，血糖持续升高。肝功能：ALT119.9U/L，AST58.2U/L，ALP166.8U/L，GGT240 U/L，TBIL 200.56μmol/L，DBTL95.72μmol/L，IBIL104.84μmol/L；TP58.9g/L，ALB30.4g/L。彩超示：胆总管扩张1.6cm，管壁0.4cm，内探及范围为2.4cm×1.1cm强回声，后伴声影，中段1.2cm，右肝内胆管扩张1.1cm（以上所见与入院时相同）。

患者白细胞持续显著升高，血小板明显降低，肝功、肾功改变，血糖升高，心电图示快速房颤，证明病人心、肝、肾、胰、血液多器官、系统受损害较重，虽然血压及体温改变不大，但仍符合急性重症胆管炎的诊断。转送上级医院，经手术治疗勉强留住生命。

提示：临床工作中必须从实际出发，不可完全套搬诊断标准。

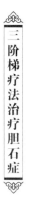

例4：简某，男，54岁。因胆石症行胆囊切除、胆总管探查术已3年，期间又两次行 ERCP 取石，现因寒战、发热、腹胀、恶心、呕吐、黄疸2天于2011年3月15日入院。

查体：BP100/80mmHg，P118次/分，T39.8℃，R24次/分；患者表情痛苦，精神萎靡，重度黄疸；两肺散在干湿啰音；心率118次/分，心律齐，无杂音；腹部可见15cm手术瘢痕，腹满，上腹压痛（＋）；肌紧张（＋），反跳痛（－），肝区叩痛（＋），肠鸣音弱，下肢无浮肿。

彩超示：肝内胆管明显扩张，肝总管扩张1.2cm，胆囊缺如，胆总管中上段扩张，最宽处1.8cm，胆总管探及弱声影及絮状物，主胰管不扩张。

血常规：白细胞 21.24×10^9/L，粒细胞百分比 92.1%。

尿常规：胆红素（＋＋），尿胆原（＋），酮体（＋），白细胞（＋）。肝功能：ALT318.4U/L，AST216.2U/L，ALP283.6U/L，GGT328.1U/L，TBIL124.28μmol/L，DBTL78.08μmol/L，IBIL46.20μmol/L。

诊断：急性重症胆管炎；胆囊切除术后。

按热毒炽盛型胆石症常规治疗：

入院治疗1小时后，腹胀、腹痛、恶心、呕吐全部消失，体温开始逐渐下降；服药7小时15分钟开始排出稀便，搜集到大量蛔虫残体结石及数块颗粒样和2枚块状结石，大者0.8cm，第2天开始正常进食，病情比较平稳，不断排出蛔虫残体样结石。

3月19日血常规：白细胞 12.8×10^9/L，粒细胞百分比 78.1%。尿常规：胆红素（±），余无异常。肝功能：ALT118.4U/L，AST108.2U/L，ALP103.4U/L，GGT128.6U/L，TBIL58.64μmol/L，DBTL31.60μmol/L，IBIL27.04μmol/L。彩超示：胆总管中上段宽1.2cm，肝内外胆管轻度扩张，未见异常声影。

3月20日6时又突发寒战高热，T38.8℃，上腹胀痛，肝区叩痛

（+）。彩超示：肝内胆管轻度扩张，胆总管中上段扩张 1.5cm，内探及 1.6cm×0.5cm 强回声。分析为排石痛，经 ESWL 治疗胆总管结石 1 次，第二天排石量明显增多，并排出结石三块。以后病情平稳，住院 22 天排出以蛔虫残体为主及块状混合性结石（见图 3），总量可装 1.5 个青霉素小瓶。

本例为农民工，有明确的胆道蛔虫史；手术中胆道镜取石无法取干净，再加上两次行 ERCP 取石，造成奥迪括约肌丧失正常功能，引发胆道感染，导致胆管炎是情理之中的事情。

今后仍然存在这种风险，定期检查，预防性用药十分重要。

例 5：武某，女，64 岁。因胆石症于 5 年前行胆囊切除、胆总管探查术，其后 2 次行 ERCP 取石，又多次因胆管炎在外院治疗；现因寒战发热、上腹及后背痛、恶心、呕吐 1 天于 2012 年 3 月 13 日入院。

查体：BP130/90mmHg，P120 次 / 分，T40.5 ℃，R22 次 / 分；患者表情痛苦，无欲状，黄疸（+），两肺呼吸音粗糙，无啰音；心率 120 次 / 分，心律齐，无杂音；腹平坦，可见 16cm 手术瘢痕，上腹压痛明显；肌紧张（+），反跳痛（−），肝区叩痛（+），肠鸣音弱，移动性浊音（−），下肢无浮肿。

血常规：白细胞 $19.8×10^9$/L，粒细胞百分比 93.8%；尿常规：胆红素（+），酮体（±），白细胞（+）。

肝功能：ALT176.2U/L，AST136.6U/L，ALP194.8U/L，GGT126.2U/L，TBIL118.8μmol/L，DBTL60.4μmol/L，IBIL58.4μmol/L，ALB30.1g/L。

彩超示：肝内胆管明显扩张，肝总管扩张 1.0cm，扩张的肝外胆道可探及絮状物，无声影，胆总管中上段扩张 1.6cm，下段显示不清，主胰管不扩张。诊断：急性重症胆管炎；胆囊切除术后。

按热毒炽盛型胆石症常规治疗。

入院 3 小时之内腹胀、腹痛、恶心、呕吐全部消失，生命体征逐渐平稳；服药 6 小时开始排稀便，搜集到粟粒样胆色素结石数枚；

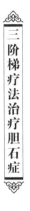
第 2 天搜集到少量小片状蛔虫残体，有食欲，进稀粥，体温波动在 37.3℃ ~ 38℃，以后排石量略增加，最大结石 0.3cm × 0.2cm（见图 4）。

3 月 18 日血常规：白细胞 12.6 × 10⁹/L，粒细胞百分比 78.4%；肝功能 ALT80.6U/L，ALP74.4U/L，GGT78.8U/L，TBIL86.4μmol/L，DBTL52.6μmol/L，IBIL33.8μmol/L，ALB30.1g/L。彩超示：肝内胆管轻度扩张，胆总管中上段内径 1.4cm，内探及 0.5cm × 0.5cm、0.4cm × 0.3cm 强回声，后伴声影，下段显示不清。

3 月 20 日晚 8 时，T38.2℃，上腹、后背疼痛、腹胀。彩超示：肝内胆管明显扩张，胆总管中上段扩张 1.5cm，内探及 2.5cm × 0.8cm 强回声，后声影不明显。

考虑患者胆总管末端狭窄，目前大量结石从肝内胆管排出堆积，可加重胆总管梗阻。建议患者转院再行 ERCP 取石，患者拒绝转院，要求保守治疗，继续观察治疗 3 天，虽病情无明显加重，但排石效果不理想，于 2012 年 3 月 25 日在 301 医院行 ERCP 取石治疗并置支架扩张胆总管。

七、75 岁以上老年性胆石症病例

例 1：贺某，女，89 岁。因突发上腹疼痛、恶心、呕吐、发热于 2012 年 5 月 18 日住某三甲医院。诊断为：胆囊结石；急性胆囊炎；胆总管结石梗阻性黄疸；肝内胆管结石；肝内胆管重度扩张；肝内外胆管炎；冠心病心功能 3 级。患者年老，体弱多病，属极高危病人，手术方法治疗风险极高，经 10 天保守治疗，病情逐渐恶化，10 余天内未进食水，被告知预后不佳，自动出院。于 2012 年 5 月 28 日 10 时来我院。

查体：BP160/100mmHg，P108 次 / 分，R22 次 / 分，T38.3℃。鼻置减压管，呼吸困难，口唇发绀，喉有痰鸣，端坐呼吸，精神萎靡，巩膜黄染（＋），颈静脉怒张（＋），双肺可闻干湿啰音，肺底水泡音（＋）；心界大，于左锁骨中线外 1.0cm 处，心音低钝，心律不齐偶有期前收缩，心率 108 次／分，杂音不明显；腹饱胀感，右上腹及腹正中压痛明显，肌紧张（＋），反跳痛（－），墨菲征（＋），肠鸣音弱，移动性浊音（±），下肢浮肿（＋）。

血常规：白细胞 $11.2 \times 10^9/L$，粒细胞百分比 88.9%，血红蛋白 102g/L。

尿常规：胆红素（＋），酮体（＋），潜血（＋＋），蛋白（＋），尿胆原（＋），白细胞（＋）。

肝功能：ALT278.8U/L，AST186.8U/L，ALP284U/L，GGT383.6U/L，TBIL128.66μmol/L，DBTL70.44μmol/L，IBIL58.22μmol/L，ALB31.5g/L，A/G1.45。

彩超示：胆囊大小 9.8cm×3.8cm，胆囊壁厚 0.6cm，胆汁混浊，腔内探及范围 2.2cm×1.8cm 强回声堆积，后伴声影，胆总管上段宽 1.8cm，内见 1.8cm×1.2cm 强回声堆积，中下段显示不清，肝内胆管广泛明显扩张，探及散在强回声，最大 1.0cm×0.6cm，后伴弱声影。

心电图示：窦性心动过速；下壁、广泛前壁缺血。

胸片示：双肺纹理增粗、紊乱，下肺野有散在小片状阴影，肺门阴影扩大增浓，心影扩大，双胸腔有少量积液。

诊断：胆囊结石；急性胆囊炎；肝内胆管结石；胆总管结石；急性胆管炎；冠心病心功能 3 级；肺淤血；肺感染；胸腔积液；营养不良；低蛋白血症。

病人 89 岁高龄，体弱多病，心、肺、肝功能受损严重，不符合 ESWL 治疗条件，处置如下：

1. 中药：消炎利胆排石汤加味（党参 10g，白术 10g，黄芪 20g），每次 1/2 剂(250mL)，2 次／日，早、晚经胃管各注入 1 次，50% 硫酸镁液 15mL，3 次／日，餐后 30 分钟口服。

2. 西药：① 10% 葡萄糖注射液 250mL＋VC 注射液 2.5g，2 次／日静点；② 0.9% 氯化钠注射液 150mL＋注射用头孢西丁钠 2.0g，皮试（－），4次／日，静点；③ 10% 葡萄糖注射液 250mL+ 舒血宁注射液 20mL，1 次／日，静点；④ 0.9% 氯化钠注射液 250mL+ 冠心宁注射液 20mL，1 次／日，静点；⑤氯化钾缓释片 0.5g，3 次／日，口服；⑥ 20% 白蛋白注射液 50mL，1 次／日，静点（共 2 支）；⑦肝氨注射液 250mL+10% 氯化钾 5mL，1 次／日，静点；⑧ 10% 葡萄糖注射液 20mL+ 毛花苷 C 0.2mg，静推；⑨地塞米松注射液 10mg、甘利欣注射液 30mL 分别加入①组中；⑩ 10% 葡萄糖注射液 20mL+ 呋塞米 20mg 静注；⑪一级护理，心电监护，记录出入量等。

3. 禁食水。

经上述治疗 2 小时后，患者自觉腹胀、腹痛消失，呼吸平稳，18 次／分，发绀减轻，可以平卧入睡，四肢温暖，口渴，饮温水 50mL，无不适；双肺啰音明显减少；心律齐，心率 82 次／分；上腹压痛（±），肌紧张（±）；下午 2 时，自述无明显不适，有食欲，饮米汤 100mL，无不适，1 小时后又饮米汤 100mL；下午 5 时拔掉留置 11 天的胃管，自行饮稀米粥 100mL；晚 8 时进食稀粥 200mL；夜间睡眠良好，排尿 2 次，约 700mL，大便 2 次，第 2 次稀便中搜集到泥沙样混合结石。24 小时总入量 3050mL，出量 3250mL，第 2 天早饭进半流食，病情稳定好转。

6月2日，即住院第 4 天，患者上腹胀痛、恶心、呕吐症状复发。血、尿常规正常。肝功能：ALT78.4U/L，AST68.2U/L，GGT118.4U/L，ALP108.3U/L，TBIL47.46μmol/L，DBTL34.28μmol/L，IBIL13.18μmol/L。心电图：窦性心律；下壁、前壁心肌缺血。彩超示：胆囊大小 9.0cm×3.0cm，壁厚 0.4cm，胆汁透声良好，腔内见多发强回声，大者 0.8cm×0.7cm，后伴声影，胆总管上段宽 1.6cm，内见 2.2cm×1.0cm 多块强回声堆积，后伴弱声影，肝内胆管未见扩张，探及散在强回声，大者 0.5cm×0.4cm，后伴弱声影。

综合分析病情：住院 4 天，心、肝、肺功能明显改善，生命体征平稳。

目前，患者出现排石痛，肝内胆管、胆囊内结石明显减少，胆总管结石增多，现急需对胆总管结石行 ESWL 治疗。否则，会因为胆囊、肝内胆管结石不断排出而加重胆总管梗阻，导致病情进一步加重。另外，如果行 ESWL 治疗，由于病人年龄及疾病因素也有一定的治疗风险，胆总管末段奥迪括约肌是否能正常开放，也会影响疗效。但家属强烈要求行 ESWL 治疗。正是由于家属及患者的积极配合，ESWL 治疗非常成功，排出大量泥沙样及块状结石（见图5），最大直径 1.2cm×0.9cm，住院 18 天，行 ESWL 治疗两次，痊愈出院。

例2：吕某，女，86 岁。因突发腹痛、恶心、呕吐、发热，于 2011 年 8 月 31 日住三甲级中医院，确诊：①急性胆囊炎、胆囊结石；②胆总管结石；③冠心病心功能 3 级。病人属极高危，不适合手术治疗，住院 6 天保守治疗，禁食水，病情逐渐加重，家属感到绝望，于 2011 年 9 月 6 日 12 时来院。

查体：BP140/110mmHg，P96 次 / 分，R21 次 / 分，T37.9 ℃，鼻置胃管，黄疸（±），两肺散在干湿啰音，心律齐，心率 96 次 / 分，无杂音；上腹饱满，右上腹及正中有明显压痛，肌紧张（＋），反跳痛（－），墨菲征（＋），肠鸣音弱，下肢无浮肿。

血常规：白细胞 $14.8×10^9$/L，粒细胞百分比 91.2%。尿常规：胆红素（±），酮体（±），尿蛋白（＋），尿胆原（－）。

肝功能：ALT264.8U/L，AST166.8U/L，ALP206.8U/L，GGT304.8U/L，TBIL58.42μmol/L，DBTL36.20μmol/L，IBIL22.22μmol/L。

彩超示：胆囊大小 9.6cm×4.0cm，胆囊壁厚 0.5cm，腔内探及范围 1.8cm×1.6cm 强回声堆积，后伴声影，胆汁透声欠佳，胆总管上段宽 1.6cm，内探及 1.5cm×1.0cm 强回声堆积，后伴声影，中下段显示不清，肝内胆管扩张不明显。心电图：窦性心律，下壁心肌缺血。胸片提示：双肺纹理增强，肺门阴影增浓，心界正常。

诊断：急性胆囊炎、胆囊结石；胆总管结石梗阻；冠心病、心功能 3 级。

处置：

1. 中药：消炎利胆排石汤加味，每次 1/2 剂，2 次 / 日，早、晚胃管注入。

2. 西药：① 10% 葡萄糖注射液 250mL+VC 注射液 2.5g+ 甘利欣注射液 30mL，2 次 / 日，静点；② 0.9% 氯化钠注射液 250mL+ 注射用氨曲南 1.0g，2 次 / 日，静点；③ 10% 葡萄糖注射液 250mL+ 舒血宁注射液 20mL，1 次 / 日，静点；④ 0.9% 氯化钠注射液 250mL+ 冠心宁注射液 20mL，1 次 / 日，静点；⑤肝氨注射液 250mL+10% 氯化钾 5mL，1 次 / 日，静点；⑥氯化钾缓释片 0.5g，3 次 / 日，口服；⑦ 50% 硫酸镁液 15mL，3 次 / 日，餐后 15 分钟口服。

3. 禁食水，一级护理。

上述治疗 2 小时后患者自觉腹胀痛症状消失，无恶心，自行拔掉胃管，主动饮水，饮温水 50mL，无不适；夜间 9 时自饮米汤 200mL，夜间饥饿难忍；排尿 3 次，尿量 930mL；排便 3 次，2 次稀便中均搜集到泥沙样混合性结石；早餐自食米粥 300g，咸鸡蛋 1 个，餐后 1 小时自觉腹胀、腹痛加重，恶心，呕吐；彩超示：胆囊大小 7.8cm×3.0cm，腔内探及多块强回声，后伴声影，随体位移动，大者 0.7cm×0.4cm，胆总管上段内径 1.2cm，内见 0.7cm×0.4cm 强回声，伴声影。心电图：窦性心律，下壁心肌缺血。

综合分析病情：考虑胆石症明显减轻，目前腹部症状与进食过多、食物不易消化有关；随即予上腹部热敷，上脘、足三里穴位注射 654-2 注射液 10mg，症状逐渐缓解，以后病情稳定。住院 8 天，血常规正常，肝功能恢复正常。彩超示：胆囊内探及 2 个强回声，大小分别为 0.4cm×0.3cm、0.3cm×0.3cm，后伴声影，胆囊壁厚 0.3cm。余无异常，痊愈出院。

本例教训：必需严格把握恢复初期饮食，面对病情复发，必须认真鉴别是否因胆石症加重。

例 3：于某，男，79 岁。因突发右上腹及后背疼痛、恶心、呕吐 2 小时于 2011 年 3 月 22 日上午来院。

查体：BP150/100mmHg，P96 次 / 分，R20 次 / 分，T38.5 ℃；患者表情痛苦，消瘦、无黄疸；双肺呼吸音粗，无啰音，心界不大，律整，心率 96 次 / 分，无杂音，上腹饱满，正中见 15cm 瘢痕，腹正中部压痛明显，肌紧张（＋），反跳痛（－），墨菲征（＋），肠鸣音弱，下肢无浮肿。

血常规：白细胞 13.8×10^9/L，粒细胞百分比 88.92%。

尿常规：白细胞（＋＋），余正常。

肝功能：正常范围。

彩超示：胆囊大小 9.8cm×3.8cm，腔内见多块强回声光团，最大范围 2.1cm×1.2cm，位于胆囊颈部，后伴声影，胆总管上段内径 1.4cm，内探及 1.6cm×0.9cm 强回声堆积，后伴声影，肝内胆管轻度扩张。胸片示：双肺纹理增粗，肺门阴影增重，右胸膜肥厚，心影正常。心电图：下壁心肌缺血。诊断：急性胆囊炎、胆囊结石；胆总管结石；陈旧性胸膜炎。

按湿热型胆石症治疗：

1. 中药：消炎利胆排石汤，每次 1/2 剂，2 次 / 日，早、晚餐前 30 分钟温服；50% 硫酸镁溶液 15mL，3 次 / 日，餐后 15 分钟口服。

2. 西药：①基本方常规应用；②抗生素用注射用头孢西丁钠 2.0g，皮试（－），2 次 / 日，静点；③加用 4:5:6:7 液 3 份共 720mL，静点。

3. 暂禁饮食，一级护理。

用药 3 小时内腹痛、背部痛、恶心、呕吐症状消失，下午 5 时开始进半流食，夜间安静入睡，排尿 3 次，尿量 1100mL，排便 2 次，均搜集到泥沙样黄褐色结石。第 2 天早饭后 9 时许，腹痛再次发作，持续 2 小时不缓解，无发热。

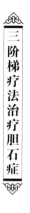

查体：双肺呼吸音粗，少许干啰音，心律齐，心率 88 次/分；右上腹有轻度压痛，无肌紧张，墨菲征（－），肠鸣音亢进，可闻及气过水音。彩超示：胆囊大小 8.1cm×2.8cm，腔内见强回声，范围 1.2cm×0.9cm，胆总管上段宽 1.2cm，内见 1.1cm×0.7cm 强回声，后伴声影，肝内胆管不扩张。由于患者有胃大部切除病史，有发生粘连性肠梗阻的可能。处置：禁食；胃肠减压；止痛；胃管注香油 50mL，略缓解。中午 12 时患者出现频繁咳嗽、咳黏液及泡沫样痰，听诊两肺有散在较密集干湿啰音。考虑为急性左心衰竭、肺水肿，做相应处置后，病情逐渐缓解。

但是，治疗工作出现新困难，一方面，病人肠梗阻需禁食水；另一方面，急性肺水肿又需严格限制静脉输液量及速度，综合分析，决定以血浆 400mL 缓慢静点，同时注意应用强心剂，以提升心脏功能；经 8 小时的处置及严密观察，患者终于度过了急性左心衰竭和粘连性肠梗阻两道难关。住院 15 天痊愈出院。

本例有两点当引以为戒：

1. 病人 24 小时入量不足 3000mL，速度不超 70 滴/分，却出现了肺水肿，说明高龄老人心肺代偿能力较差，再加上疼痛刺激，导致心脏负担加重，出现左心衰竭、肺水肿。

2. 当出现上腹疼痛、恶心、呕吐等症状时一定要注意鉴别，有理有据，及时做出正确诊断，避免从印象出发，先入为主，造成贻误病情。

例 4：李某，女，89 岁（离休干部）。患胆囊结石、胆囊炎 3 年，间断夜间突发上腹疼痛、恶心、呕吐，对症处置后缓解。近 2 月发作频繁，症状加重，伴夜间憋醒，于外院住院 10 天症状加重，现不能入睡及进食。2013 年 7 月 11 日来院。

查体：BP170/75mmHg，P96 次/分，R22 次/分，T36.5℃；呼吸困难，口唇发绀，颜面浮肿（±），颈静脉怒张（＋）；双肺有散在干湿啰音，肺底尤著；心界向左扩大 1.0cm，心律不齐，偶有期前收缩，心率 95 次 / 分，二尖瓣区可闻 2 ～ 3 级收缩期杂音，腹胀满，右上腹及正中有压痛，肌紧张（±），包块（－），反跳痛（－），墨菲征（＋），肝脾不大，肠鸣音弱，双下肢浮肿（＋）。

血常规：粒细胞百分比 89.8%，血红蛋白 105g/L；尿化验：蛋白（＋）、白细胞（＋＋）。

肝功能：ALT68.6U/L，GGT126.4U/L，余正常。

心电图：①窦性心律；②偶发室性期前收缩；③下壁、前壁心肌缺血。

胸片示：双肺门阴影增重扩大，两肺纹理增强、紊乱，心影轻度扩大。

彩超示：胆囊大小 7.0cm×2.5cm，壁厚 0.5cm，探及 3.5cm×1.8cm 弧形强回声，后伴声影，随体位移动，胆汁透声差，胆总管内径正常。

超声心动图：左室增大，二、三尖瓣少量反流，左室舒张功能减低。

诊断：胆囊结石；慢性胆囊炎；高血压 3 级；冠心病、心功能 3 级；左心衰竭。

按肝郁气滞型胆石症、高血压、冠心病心功不全、左心衰竭行综合治疗措施：

入院 1 小时内病情逐渐平稳，呼吸平稳，发绀减轻，气管分泌物明显减少，平卧入睡。6 小时后开始排稀便，搜集到泥沙样混合结石，中午开始进半流食，晚饭进少量脂餐也无任何不适，夜间进食麦片约 150mL。第 2 天清晨在家属陪护下私自行走 700 多米去海边观海，被接回后病情仍稳定。住院 5 天，排出大量含蛔虫残体及泥沙样胆色素性结石。7 月 15 日彩超示：胆囊大小 6.4cm×2.2cm，胆囊壁 0.3cm，内探及散在多枚强回声，后伴声影，最大者 0.8cm×0.5cm，胆汁透声佳。无任何不适症状，自认为已经康复，办理出院。继续口服舒肝利胆排石汤 10 剂，每次 1/2 剂，每日早、晚各服 1 次。

本病人 89 岁高龄，受胆石症困扰 2 个月，寝食不安，经住院治疗 10 天心功能并没得到改善，反而出现左心衰竭。当胆石症得到有效控制后，生活质量全面改善，心脏功能迅速纠正，患者重获健康。

例 5：孙某，男，88 岁（老干部）。患胆囊结石，胆囊切除 5 年，心脏冠脉支架术 3 年，4 个月前行 ERCP 取石，现因突发寒战、高热（T39.8℃）、腹胀痛于 2014 年 5 月 30 日入院，以肝内外胆管结石、胆总管结石、化脓性胆管炎、高血压 3 级、冠心病陈旧性下壁心梗、冠脉支架术后、糖尿病 2 型、糖尿病肾病、肾功能不全、胆囊切除术后入院。

查体：BP170/70mmHg，P56 次 / 分，R22 次 / 分，T38.1℃；四肢末梢发凉，精神萎靡，黄疸（－）；双肺呼吸音粗糙，肺底有散在干湿啰音，心界不大，心律齐，心率 56 次 / 分，无杂音；腹饱满，上腹正中部有压痛，无肌紧张，反跳痛（－），肝区叩痛（＋），肝脾未及，肠鸣音弱，下肢浮肿（±）。血常规：白细胞 14.2×10⁹/L，粒细胞百分比 88.5%；血糖 7.2mmol/L。肝功能：TBIL：20.26 μ mol/L，肌酐 173.1 μ mol/L；肾功能：尿素氮 9.6mmol/L。彩超示：胆总管上段 1.6cm，探及 1.6cm×0.9cm、1.1cm×0.6cm 偏强回声，肝内胆管轻度扩张。心电图：窦性心动过缓；Ⅰ度房室传导阻滞；陈旧性下壁心梗。

按上述诊断行综合治疗措施，严密观察心、肺、肾功能，注意控制输液速度，把握出入量平衡及生理需要量，病情逐渐稳定，晚饭正常进食，夜间睡眠好，二便正常，排稀便 1 次，搜集到泥沙样混合性结石。

6 月 1 日（入院第 2 天），彩超示：胆总管上段 1.1cm，探及 1.4cm×0.8cm 弱声影，食欲增加，早餐进食油煎鸡蛋 1 个，油条 1 根，牛奶 1 杯（约 300mL），午、晚餐均进食高脂餐，无任何不适感。

6 月 3 日晚 7：30 时突发上腹胀痛难忍，恶心未吐。查：

BP125/85mmHg，P66次/分，T36.5℃，R19次/分，血氧饱和度97%（脱氧状态下），上腹正中部有压痛。彩超示：胆总管上段1.5cm，内探及1.2cm×0.7cm、0.8cm×0.6cm弱声影。综合分析病情变化，考虑是排石痛，经穴位注射后缓解。以后又出现2次反复情况。

6月8日患者排出一块1.3cm×0.7cm黑褐色块状结石，排石量增多，再没出现病情反复。

6月13日生化：尿素氮9.0mmol/L，肌酐168μmol/L。彩超示：胆总管上段内径1.1cm，无异常回声，肝内胆管正常。

6月18日办理转院，继续纠正肾功能。

本例患者88岁高龄，集多种慢性病于一身，肝内外胆管结石、胆总管结石、慢性胆管炎反复急性发作，成为威胁生命的主要矛盾。患者往往处于手术不能做，保守无良效的尴尬境地，中西医结合排石系列疗法可以帮助患者找回健康。

八、胆源性胰腺炎病例

例1：张某，女，58岁。一年前上腹突发疼痛，恶心，呕吐，伴低热，确诊为胆囊炎、胆石症，住外院治疗，好转出院。近一年来上述症状反复发作，2012年8月24日夜急诊入院。

查体：巩膜黄染（+），右上腹正中及左上腹均有压痛，无肌紧张、反跳痛。彩超示：胆囊轮廓不清，囊内未见胆汁影像，胆总管上段宽约1.4cm，内探及多个强回声，大者0.5cm×0.4cm，后伴声影，主胰管宽度约0.4cm。

血常规：白细胞8.1×10⁹/L，粒细胞百分比77.1%，血红蛋白136g/L，血小板219×10⁹/L。

肝功能：ALT261.7U/L，AST223.2U/L，GGT133.0U/L，TBIL44.87μmol/L，DBTL10.80μmol/L，IBIL34.07μmol/L，血淀粉酶868.3U/L（正常100U/L以下）；空腹血糖9.8mmol/L，否认糖尿病病史。

诊断：慢性胆囊炎；胆囊萎缩；胆总管结石梗阻；胆道感染；

胆源性胰腺炎。

按胆石症湿热型、胆源性胰腺炎常规治疗：

1. 中药：消炎利胆排石汤加味（增加活血化瘀功能），每次 1/2 剂，2 次 / 日，早、晚餐前 30 分钟温服，50% 硫酸镁溶液 15mL，3 次 / 日，餐后 15 分钟口服。

2. 西药：① 5% 葡萄糖注射液 250mL+VC 注射液 2.5g，1 次 / 日，静点；② 0.9% 氯化钠注射液 150mL+ 注射用头孢西丁钠 2.0g，皮试（－），3 次 / 日，静点；③ 5% 葡萄糖注射液 250mL+ 香丹注射液 20mL，1 次 / 日，静点；④ 0.9% 氯化钠注射液 100mL+ 泮托拉唑 40mg，2 次 / 日，静点；⑤ 普通胰岛素 6U，2 次 / 日，早、晚餐前 15 分钟皮下注射；⑥氯化钾缓释片 0.5g，3 次 / 日，口服。

3. 饮食：米汤或稀粥，酌定。

4. 注意事项：随时监测血糖，及时测血淀粉酶，彩超跟踪检查。

5.ESWL 治疗：对胆总管结石行 ESWL 治疗，以便加速排出，防止梗阻加重导致病情恶化（低能量碎石）。

上述处置后，腹痛、发烧、恶心、呕吐症状 2 小时内消失，入院不到 8 小时开始排石。

8 月 26 日早 8 时（入院 32 小时），血淀粉酶 370U/L，空腹血糖 7.6mmol/L。

8 月 28 日，血淀粉酶 121.3U/L，空腹血糖 5.65mmol/L，ALT76.8U/L，GGT198.8U/L，TBIL16.65μmol/L。

9 月 6 日，血淀粉酶 118.2U/L，其余化验指标正常；彩超示：胆囊大小 3.8cm×1.9cm，胆总管上段 0.7cm。

9 月 10 日，患者无任何不适，正常饮食，请求出院。住院 13 天痊愈。

例 2：闫某，男，80 岁。2014 年 6 月 12 日夜突发上腹剧烈持续疼痛、恶寒战栗、呕吐 4 小时就诊，于某三甲医院确诊：酒精性肝硬化失代偿期；胆囊结石；急性胆囊炎；胆总管结石；胆源性胰腺炎；低蛋白血症；肺内感染；胸、腹腔积液；2型糖尿病；肝肾综合征。医院向家属交代：患者80岁高龄，同时患有多种慢性疾病，肝硬化失代偿期（20年前上消化道大出血病史），血小板低，血淀粉酶1590U/L，属极高危病人；保守治疗尚无良策，手术抢救风险极大，预后极差。无奈之下，家属来我院求治，经我院会诊，确定当务之急仍是胆石症、胆总管结石梗阻、胆源性胰腺炎、胆道梗阻感染，不立即解决梗阻，病情无法控制，决定采用消炎利胆、活血化瘀及加强支持治疗等综合疗法，纠正低蛋白血症，加大抗生素剂量，控制感染，注意心肺功能。

1. 中药：消炎利胆排石汤，每次1/2剂，2次/日，餐前30分钟，早、晚温服；50%硫酸镁溶液15mL，3次/日，餐后15分钟口服。

2. 西药：① 5%葡萄糖注射液250mL+VC注射液2.5g，1次/日，静点；② 0.9%氯化钠注射液150mL+注射用头孢西丁钠2.0 g，皮试（−），4次/日，静点；③ 5%葡萄糖注射液250mL+舒血宁注射液20mL，1次/日，静点；④ 0.9%氯化钠注射液250mL+冠心宁注射液20mL，1次/日，静点；⑤ 20%白蛋白50mL，1次/日，静点（共5天）；⑥肝氨注射液250mL+10%氯化钾5mL，1次/日，静点；⑦氯化钾缓释片0.5g，3次/日，口服；⑧普通胰岛素6U，每日2次，早、晚餐前30分钟，皮下注射。视心、肺、肾功能酌情应用毛花苷C、呋塞米等相关药物。

患者于6月12日9:30用药治疗，30分钟后腹痛逐渐缓解，恶心、呕吐消失，体温逐渐下降，中午进食米汤200mL，入院6小时30分开始排稀便，搜集到泥沙样及颗粒状混合性结石，晚餐进食300mL米粥，夜里体温正常，排稀便3次，均有结石排出，夜间进食麦片1袋，约100g。6月13日8时查体：黄疸明显消退，上腹有轻压痛，测血白细胞12.3×10^9/L，血淀粉酶48U/L，空腹血糖正常，ALT、AST、GGT、TBIL等各项指标均明显降低。6月17日，入院第6天，彩超示：胆囊大小 6.2cm×2.2cm，胆囊内可见多块强回声，后伴声影，最大 1.2cm×0.8cm，胆总管内径 0.8cm，无异常回声（5 天前扩张 1.6cm），肝门静脉增宽明显，肝实质回声不均，似有结节改变，胸、腹水明显减少。6 月 23 日，全身浮肿消失，血常规、血糖正常，肝功能 GGT124U/L，余正常，胸腹水消失，彩超示：胆囊大小正常，胆囊壁 0.3cm，胆囊腔内见多块强回声，后伴声影，可移动，胆汁透声好，住院 11 天痊愈出院。

例3：薛某，女，55 岁。胆石症、胆囊切除、胆总管探查术后 3 年，期间做过 ERCP 取石，近 2 周腹痛加重，某三甲医院确诊：肝内胆管结石；胆总管结石；胆源性胰腺炎。患者拒绝再手术，于 2014 年 2 月 15 日来院。

查体：生命体征平稳，消瘦明显，面色灰暗，心肺听诊正常，腹略饱满，上腹部压痛（+），肌紧张（±），无反跳痛。外院 CT：胆总管结石，合并肝内外胆管、胆总管扩张。彩超示：胆囊缺如，肝内外胆管扩张，胆总管中上段扩张，内径 1.3cm。

血常规：白细胞 10.14×10⁹/L，粒细胞百分比 85.1%，血红蛋白 180g/L，空腹血糖 7.5mmol/L，脂肪酶 62.64U/L，血淀粉酶 112.2U/L。

肝功能：ALP171U/L，GGT275.6U/L，TBIL26.93μmol/L，DBTL7.82μmol/L，IBIL19.11μmol/L，白球比值 1.12（下降）。

按胆源性胰腺炎常规治疗：

1. 中药：消炎利胆排石汤加味（党参 10g，白术 10g，黄芪 20g），每次 1/2 剂，2 次/日，早、晚餐前 30 分钟温服；50% 硫酸镁液 15mL，3 次/日，餐后 15 分钟口服。

2. 西药：① 5% 葡萄糖注射液 250mL+VC 注射液 2.5g；② 0.9% 氯化钠注射液 250mL+注射用氨曲南 1.5g；③ 5% 葡萄糖注射液 250mL+舒血宁注射液 20mL；④ 0.9% 氯化钠注射液 250mL+冠心宁注射液 20mL；⑤ 5% 葡萄糖注射液 250mL+注射用泮托拉唑钠

80mg；⑥肝氨注射液 250mL+10% 氯化钾 5mL，以上每组均 1 次 / 日，静点；⑦氯化钾缓释片 0.5g，3 次 / 日，口服。

3. 半流食。

4.ESWL 治疗：可促进胆总管中、上段结石尽快排出，解除梗阻；治疗后腹痛减轻，食欲增加，每天排稀便 3 ～ 4 次，搜集到少量泥沙样胆色素性结石，病情较稳定。2 月 20 日下午，患者上腹部疼痛加重，持续性疼痛不缓解，恶心，呕吐。彩超示：胆总管中上段扩张 1.6cm，中下段宽 1.0cm。21 日肝功能：ALT108.0U/L，AST19.0U/L，ALP224.9U/L，GGT349.1U/L，TBIL14.03μmol/L，血淀粉酶 257.2U/L。

病情分析：患者既往做过 ERCP 治疗，加上长期胆总管结石、慢性炎症，易导致奥迪括约肌狭窄，影响其正常功能，结石排出难度加大，经治疗肝内胆管结石又有排出，导致胆总管出口结石堆积，梗阻加重，胆总管进一步增宽。

会诊意见：建议患者到上级医院再行 ERCP 取石，患者及家属要求继续保守治疗。中药改成化瘀利胆排石汤口服，配合胆俞、上脘、中脘、足三里等穴位注射（654-2 及红花注射液）；当日夜间 10 时腹痛明显减轻，恶心、呕吐症状消失；次日清晨 3 时排稀便，搜集到块状结石 0.6cm×0.5cm 及泥沙样结石；22 日血淀粉酶 82.3U/L；24 日血淀粉酶 65.7U/L。以后病情稳定，食欲增加，每日均能搜集到泥沙样及小颗粒状结石，冲击治疗 15 天，巩固治疗 15 天。3 月 17 日彩超示：胆总管上段扩张 1.0cm，肝功能正常，空腹血糖 4.9mmol/L，血淀粉酶正常，病情稳定，出院。

例 4：李某，女，73 岁。3 年前曾患胆囊炎、胆石症、慢性胰腺炎，在本院治愈，近 3 日上腹剧痛，恶心呕吐，血淀粉酶 3850U/L，于 2015 年 2 月 14 日 11 时入院。

查体：BP150/100mmHg，P90 次 / 分，R20 次 / 分，无发热，表情痛苦，黄疸（+），强迫体位，心肺听诊未见异常，腹饱满，上腹广泛压痛（＋），肌紧张（＋），反跳痛（－），墨菲征（＋），肠鸣音弱。

彩超示：胆囊大小 7.9cm×3.2cm，壁厚 0.4cm，腔内探及致密强回声堆积，范围 2.1cm×1.2cm，后伴声影，活动度不佳，胆总管中上段扩张 1.4cm，内见 1.0cm×0.9cm 弱声影，下段显示不清，肝内胆管轻度扩张，主胰管轻度扩张。

血常规：白细胞 14.8×10⁹/L，粒细胞百分比 91.4%。空腹血糖 8.8mmol/L。肝功能：ALT171.2U/L，AST98.5U/L，ALP198.2U/L，GGT216.8U/L，TBIL36.41μmol/L，DBTL25.49μmol/L。

按胆源性胰腺炎常规治疗：

用药 2 小时后腹痛、恶心呕吐症状逐渐减轻，6 小时后开始进食稀米粥，夜间排便 3 次，后 2 次稀便中搜集到粟粒状及泥沙样结石，夜间安静入睡，晨起进食米粥约 180mL。2 月 15 日（入院第二天），血淀粉酶 94U/L。彩超示：胆囊大小 7.2cm×2.4cm，胆囊壁毛糙，厚 0.3cm，内探及多发强回声，大者 0.7cm×0.5cm，胆总管内径 0.7cm；住院 7 天病情一直稳定，化验相关指标正常。彩超示：胆囊内散在强回声，大者 0.5cm×0.4cm；胆总管内径正常，主动出院。

例 5：徐某，男，54 岁。因上腹剧痛、恶心呕吐确诊为胆囊结石、胆源性胰腺炎，在三级医院反复住院 3 次治疗未愈，2 年来一直进食清淡半流食，于 2012 年 2 月 18 日以胆囊结石、胆源性胰腺炎收入我院。

查体：BP110/90mmHg，P72 次／分，T36.8℃，R18 次／分，无黄疸，心肺听诊正常，腹平坦，右上腹正中及左上腹均有压痛，以右上腹尤著，肌紧张（－），反跳痛（－），墨菲征（－），肠鸣音弱。

血、尿常规正常。肝功能：ALT71.9U/L，AST92.4U/L，ALP58.2U/L，GGT207.5U/L；血淀粉酶 158U/L。彩超示：胆囊大小 5.2cm×2.1cm，壁厚 0.5cm，毛糙，腔内探及范围 2.6cm×1.4cm 强回声，后伴声影，移动度（＋），胆总管内径 0.8cm，主胰管未见明显扩张。

按肝郁气滞型胆石症常规用药。

住院当天中午进高脂餐，12小时内排泥沙样胆色素性结石，量不多。入院之后病情一直稳定，进食高脂餐后无任何不适，2月26日排出最大直径为0.8cm的结石。2月28日肝功能、血淀粉酶均正常；彩超示：胆囊大小6.1cm×2.3cm，壁厚0.3cm，囊内探及多发强回声，范围1.4cm×1.0cm，最大1.0cm×0.5cm，移动度（+）。3月6日行微创保胆手术治疗，取出大小不等、形状不一的结石12块，最大直径1.0cm，一期保胆，7天后痊愈出院。

九、胆囊结石充满型病例

例1：崔某，女，78岁，高级工程师。该患者1998年因结石充满而使胆囊功能丧失，当时彩超示胆囊轮廓不清，腔内无胆汁，本人拒绝手术切胆，请求药物排石，通过"中西医结合排石系列疗法"规范治疗30天，排出大量泥沙样、混合性结石，呈碎末状不规则颗粒（近2个青霉素小瓶，至今仍保留）（见图6），胆囊大小恢复正常，胆囊壁厚3mm，胆汁透声良好，腔内见2.4cm×1.2cm弧线强回声，后伴声影，14年来每有上腹不适即服中药治疗，但胆囊腔内结石声影始终无明显变化，2012年6月10日主动请求微创保胆取石手术治疗。住院后经常规检查，并采用"中西医结合排石系列疗法"观察治疗3天，判定肝内胆管无泥沙样结石，于2012年6月14日在全麻状态下进行微创保胆取石治疗，术中取出胆固醇含钙结石1枚，直径3.0cm×2.5cm及较多壁间结石（见图6、图7），并切除良性胆囊息肉3枚，大小分别为0.6cm×0.5cm、0.5cm×0.4cm、0.5cm×0.3cm，术后1周出院，至今无复发。

本例胆囊结石充满型胆囊功能已经丧失，但是通过合理有效的规范治疗，彻底恢复了胆囊功能，经过14年的耐心等待，终于实现了"清除结石，保住胆囊"的美好愿望。

例2：石某，女，38岁。胆囊结石2年，右上腹隐痛月余，于2010年12月14日来院，以胆囊结石充满型、胆囊炎入院。

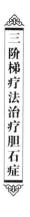

查体：右上腹胆囊区压痛（+）、墨菲征（+）、肌紧张（±）、反跳痛（-），余无异常体征。彩超示：胆囊轮廓不清楚，似可见壁样结构，腔内充满致密点状强回声，后伴声影，胆总管宽 0.5cm。肝功能：ALT334.2U/L，AST110.2U/L，ALP78.5U/L，GGT78.5U/L，余正常。

按肝郁气滞型胆石症常规用药：

1. 中药：舒肝利胆排石汤，每次 1/2 剂，2 次 / 日，早、晚餐前 30 分钟温服；50% 硫酸镁溶液 15mL，3 次 / 日，餐后 15 分钟口服。

2. 西药：① 5% 葡萄糖注射液 250mL+ 维生素 C 注射液 2.5g+ 甘利欣 30mL，1 次 / 日，静点；② 0.9% 氯化钠注射液 250mL+ 克林霉素注射液 1.2g，1 次 / 日，静点；③ 5% 葡萄糖注射液 250mL+ 银杏达莫注射液 20mL，1 次 / 日，静点；④ 0.9% 氯化钠注射液 250mL+ 香丹注射液 20mL，1 次 / 日，静点；⑤氯化钾缓释片 0.5 g，3 次 / 日，口服。

治疗后第 2 天即开始排泥沙样胆色素性结石，腹痛症状消失。12 月 18 日（住院 4 天）肝功能：ALT103.2U/L，余各项均正常。入院以来每天进高脂餐，无任何不适，每日排稀便 3 ~ 4 次，均可搜集到泥沙样结石，但始终未见块状结石。

分析目前排出的多为肝内胆管结石，因胆囊功能尚在恢复中，还需严密观察，耐心等待。

12 月 19 日对胆囊颈部行 ESWL 治疗 1 次，观察疗效，发现碎石后排石量增多，但仍未见块状结石。12 月 24 日查肝功能：各项指标均正常。12 月 28 日患者 24 小时排稀便 4 次，搜集到块状结石 4 块，此后每天排石量渐增，最大结石 1.0cm。12 月 31 日彩超示：胆囊大小 5.8cm×2.2cm，可见胆囊壁厚 0.3cm，腔内充满致密点状强回声，密度较前降低，可见一最大 1.3cm×0.4cm 强回声，后伴声影，并随体位移动，腔内可见 1.0cm×0.7cm 范围的低回声区，胆总管内径 0.6cm，至此患者住院 17 天，入院第 14 天时，随着胆囊功能逐渐恢复，排石量增加，目前彩超检查胆囊内已有胆汁影像，胆囊壁厚 0.3cm，可继续服中药排石治疗，必要时做保胆取石手术，清除结石，保住胆囊。

患者出院带化瘀利胆排石汤 15 剂，每次 1/2 剂，每日 2 次，口服；排便每日 1 ～ 2 次为宜。

2011 年 1 月 20 日，在当地复查彩超示：胆囊区未见胆囊影像，仅见 58mm×17mm 的弧形强光带，后伴大片浓黑声影，肝内胆管不扩张，胆总管内径正常。但患者自述服药期间排石量较多，为块状及泥沙样混合结石，嘱其再服中药 2 周（同方）。3 月 11 日，深圳市第二医院 CT 报告：肝内胆管及左右肝管未见扩张，胆囊不大，壁不厚，囊内可见结石。4 月 29 日，该院 MRI 报告：胆囊不大，壁增厚，其内见多枚大小不等，类似圆形的信号影，最大者约 1.5cm×1.9cm；肝内外胆管、胆总管、胰管未见扩张，嘱其在当地做保胆取石手术。患者于 2011 年 5 月 3 日从深圳市来院，各项指标完全符合手术标准，5 月 4 日下午进行微创保胆手术，术中取出 9 枚大小不等的结石，最大约 2.5cm×2.0cm（见图 8），一期保胆，术后 7 天痊愈出院。

例 3：　苏某，女，65 岁。胆囊结石 2 年余，右上腹及右后背疼痛经常发作，有时伴发烧、恶心、呕吐，于 2011 年 3 月 12 日以胆囊炎、胆囊结石充满型入院。

查体：生命体征平稳，无黄疸；心肺听诊正常，腹略饱满，右上腹压痛明显，肌紧张（＋），反跳痛（－），墨菲征（＋），余正常。

血常规：白细胞 $11.2×10^9$/L。

肝功能：ALT1982 U/L，AST1542U/L，ALP146.8U/L，TBIL63.8μmol/L，DBTL 40.15μmol/L，IBIL23.65μmol/L。

彩超示：胆囊大小 9.6cm×3.4cm，轮廓模糊，腔内充满密集强回声，最大 1.6cm×0.8cm，后伴声影，胆囊壁厚 0.6cm，胆总管内径 1.0cm，肝内胆管正常。

临床实践篇

按湿热型胆石症常规治疗 15 天，腹痛等症状很快消失，一直排出泥沙样胆色素性结石，量不多。3 月 26 日彩超示：胆囊轮廓清楚，胆囊壁 0.4cm，腔内充满强回声，大者 1.2cm×0.9cm，胆总管内径 0.6cm；肝功各项指标均正常。由于该患者胆囊炎症两年中反复发作，目前，胆囊壁厚 0.4cm。因胆囊炎症不能完全控制，胆囊功能不能完全恢复，建议继续服药治疗 1 个月后酌情行保胆取石术治疗。

患者出院继续服用化瘀利胆排石汤 1 个月，病情一直平稳，未出现急性发作过程。2011 年 5 月 14 日来院要求微创保胆手术治疗。彩超示：胆囊大小 5.1cm×2.5cm，壁不厚，毛糙，腔内充满致密点状强回声，最大者 0.7cm×0.5cm，后伴声影，改动体位移动不明显，胆总管内径 0.6cm，各项指标符合手术条件。2011 年 5 月 16 日，行微创保胆取石手术治疗，术中取出 1.0cm×1.0cm 大小结石 11 枚（见图 9），胆囊壁稍厚，一期保胆，术后 7 天痊愈出院。

例 4：马某，女，39 岁。胆囊结石 7 年之久，经常反复出现上腹疼痛伴恶心呕吐，有时发热，此次发作一天来院。2012 年 10 月 10 日以胆囊炎、胆囊结石充满型入院。查体：生命体征平稳，表情痛苦，黄疸（－），右上腹压痛明显，肌紧张（＋），反跳痛（－），墨菲征（＋），余无阳性体征。

血常规：白细胞 $13.8×10^9$/L。

肝功能：ALT138.6U/L，余各项指标正常。

彩超示：胆囊大小 5.8cm×2.2cm，壁毛糙，腔内充满强回声堆积；未探及胆汁影像，胆总管内径正常，肝内胆管正常。

按湿热型胆石症常规用药治疗，第 2 天腹痛等症状消失，搜集到泥沙样混合性结石。

10 月 4 日，胆囊颈部碎石 1 次，排石量增加，可见块状结石，大者 0.6cm×0.5cm。

10 月 17 日彩超示：胆囊大小 6.4cm×2.2cm，壁毛糙，腔内充满强回声，较大者位于颈部，大小为 1.5cm×0.8cm，后伴声影；可探及少量胆汁影像；胆总管、肝内胆管均正常，肝功、血常规均正常。

10 月 30 日，胆囊大小 4.3cm×1.2cm，壁毛糙，腔内探及 2.0cm×0.8cm 强回声，后伴声影，未探及胆汁影像，胆总管正常。当时患者对胆囊管已梗阻，只能切除胆囊深信不疑，完全丧失保胆取石的信心。经过认真分析，我院医生认为胆囊管存在结石的可能性很大，但是，病人无明显腹痛症状，彩超也没能探及结石声影，属不完全梗阻，所以建议患者再冲击治疗 3 天。经过 3 天冲击治疗，患者每日排稀便 5 次，排石量增多。

11 月 3 日彩超示：胆囊大小 6.5cm×2.4cm，腔内探及多发强回声，较大者为 0.9cm×0.7cm，后伴声影，随体位移动明显，胆总管内径 0.8cm。11 月 3 日外院 CT 报告：胆囊不大，壁略增厚，内未见明显高密度灶，胆总管内径 1.1cm。诊断意见：慢性胆囊炎，胆总管轻度扩张。期间患者出现月经失调、量多，暂时出院就诊于专科医院治疗妇科疾病。

2012 年 12 月 4 日，患者妇科疾病痊愈，再次入院。彩超示：胆囊大小 5.5cm×1.9cm，腔内多发强回声，较大者 0.7cm×0.5cm，后伴声影，胆汁少量，胆总管内径 0.8cm，脂餐试验阳性，各项相关指标符合保胆手术要求。

12 月 5 日行微创保胆取石术，取出大小不等、形状不一的结石 19 块，最大 2.5cm×1.5cm，一期保胆成功。

例 5：张某，男，51 岁，因上腹部不适确诊为胆囊结石 10 个月，2012 年 11 月 7 日，以胆囊结石充满型入院。

查体：上腹部有压痛，无反跳痛，肌紧张（±），墨菲征（+），余无阳性体征。血常规、尿常规、生化均正常。彩超示：胆囊大小 6.7cm×2.8cm，壁厚 0.5cm；腔内见范围 3.9cm×2.8cm 致密强回声堆积，后方伴声影，未探及胆汁影像，肝内外胆管、胆总管无异常。

临床实践篇

按肝郁气滞型胆石症常规治疗 10 天，排出少量泥沙样胆色素结石。彩超示：胆囊大小 6.2cm×2.5cm，壁毛糙，腔内探及范围 3.7cm×2.8cm 致密强回声堆积，后方伴声影，随体位改变可移动，可探及少量胆汁影像，胆总管内径 0.8cm，脂餐试验餐后 1 小时胆囊大小 3.5cm×1.4cm，壁毛糙，囊内充满强回声，未探及胆汁影像，胆总管不扩张。患者保胆愿望强烈，经会诊，2012 年 11 月 19 日行微创保胆取石术，共取出 792 枚形状相似、大小相同、直径 3～4mm、类似珍珠样的黄褐色胆固醇结石（见图 10、图 11）；胆囊壁约 3mm，黏膜大致正常，一期保胆成功，术后 1 周出院。

十、微创保胆取石复发结石病例

例 1：张某，男，56 岁。因胆囊结石充满型、胆囊炎，2013 年 8 月在本院应用"中西医结合排石系列疗法"配合 ESWL 综合治疗 1 个月，胆囊炎症得到控制，排出大量结石，胆囊仍有数块 1.0cm 以上的结石，于同年 11 月在北京某三甲医院微创保胆取石治疗术后服牛磺熊去氧胆酸半年，2015 年 3 月复查彩超，发现胆囊结石复发，遂于 2015 年 3 月 8 日来院治疗。

彩超示：胆囊大小正常，胆囊壁毛糙，腔内探及 0.6cm×0.4cm 强回声，后伴声影，胆囊内见一分隔，胆总管正常。门诊服舒肝利胆排石汤，每次 1/2 剂，2 次/日，早、晚餐前 30 分钟温服；每天排稀软便 1 次，未搜集到结石。服药 5 天后，3 月 13 日复查彩超：胆囊大小正常，未探及异常回声，胆囊壁毛糙，嘱其再服 5 天中药。3 月 18 日复查：胆囊壁略显毛糙，余无异常。

本例患者为胆囊腺肌症，是造成微创保胆取石术后复发的重要原因。为了避免结石复发，必须做到定期复查，预防性用药。

例 2：陈某，女，46 岁。因胆囊结石于 2012 年 5 月在本院行微创保胆取石治疗，一期保胆痊愈出院。

2013 年 5 月体检发现胆囊结石复发，入院治疗。查体彩超示胆囊内探及 2 处强回声，大小分别为 0.6cm×0.4cm、0.4cm×0.3cm，后伴声影，胆汁透声不良，除此之外无阳性体征。

按肝郁气滞型胆石症常规用药 5 天，ESWL 治疗 1 次，本人搜集到 1 块 0.5cm×0.4cm 大小及泥沙样结石。第 6 天复查彩超：胆囊壁毛糙，无异常回声。住院 5 天痊愈出院。

微创保胆取石术后，患者最好每年做胆囊彩超检查 1～2 次，发现异常情况，立即用药治疗。

例 3：陈某，男，45 岁。因胆囊息肉 3 年，于 2012 年 8 月 12 日在本院行微创保胆切除息肉术，术中切除大小约 0.6cm×0.5cm 的息肉，病理诊断为良性。当时发现胆囊壁胆固醇结晶 Ⅰ 度，术后痊愈出院。嘱患者：① 2 周后来院服中药，预防结石复发；②注意合理饮食，加强体育活动，适当减轻体重。病人痊愈后没按嘱咐来院预防性用药。

手术后半年复查彩超：胆囊大小正常，胆囊壁毛糙，腔内探及 0.8cm×0.6cm 强回声，后伴声影，胆总管正常。2013 年 2 月 25 日以胆囊结石入院。

经冲击治疗 10 天，ESWL 治疗 1 次，排出 3 枚块状结石，最大者 0.5cm×0.4cm 及部分胆固醇泥沙样结石。3 月 8 日复查彩超：胆囊无异常所见。

该患者手术中已发现胆囊壁存在胆固醇结晶，并且病人体胖，胆汁中的胆固醇很可能处于过饱和状态。如果术前或术后能够注意调节与治疗，有可能避免微创保胆切除息肉术后发生胆囊结石。

例 4：代某，男，43 岁。因急性胆囊炎、胆石症于 2012 年 3 月 12 日来院，经采用"中西医结合排石系列疗法"配合体外碎石综合治疗 30 天，胆囊急性炎症完全控制，排出大量结石，囊内仍有多块结石，大小 1.4cm×0.9cm。2012 年 4 月 15 日，在本院行微创保胆取石，术前经多方检查符合手术条件，特别是脂餐试验，胆囊收缩功能正常。

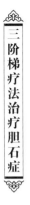

手术中取出 5 枚块状结石，最大 1.3cm×0.8cm 和少量 0.4cm 以下的结石，最后发现胆囊管远端有一块 0.4cm 结石嵌顿，历时 30 余分钟将此结石取出，但胆囊管炎症水肿加重，胆囊壁厚度约 0.5cm，充血明显，有少许浓苔覆着于结石表面。

患者手术后 1 周痊愈出院，因家住外省，没能按医嘱要求术后 3 周继续服中药巩固治疗，以便彻底消除胆囊壁炎症，防止结石复发。因此，手术半年后彩超检查发现胆囊结石复发。

2012 年 10 月 2 日，该患者再次来本院住院治疗。彩超报告：胆囊大小正常，壁毛糙；腔内探及 1.0cm×0.7cm 强回声，后伴声影；经冲击治疗 10 天，ESWL 治疗 1 次，10 月 12 日彩超复查，胆囊结石未见变小，自动放弃治疗出院。

本病结石复发主要有两大原因：一是手术前胆囊急性炎症没能彻底治愈；二是手术后没能及时采取有效措施，实现彻底消除胆囊炎症。另外，胆囊炎性分泌物形成复发结石的支架充满韧性，造成 ESWL 治疗效果不佳，这一教训应当引以为戒。

例 5：杜某，男，24 岁。因胆囊结石充满型、胆囊炎症于 2012 年 3 月 18 日来院。查体：无力型体质，心肺正常，腹平软，上腹胆囊区有轻度压痛，无肌紧张，反跳痛（－）、墨菲征（－）。各项相关化验检查指标正常。彩超示：胆囊大小 12.8cm×2.4cm，腔内充满大小不一的强回声，后伴声影，大者 1.4cm×0.8cm，探及少量胆汁声影，胆囊壁厚 0.4cm，胆总管内径正常。

综合分析认为，患者为无力型胆囊，胆囊先天性排空不良是胆石症的根本原因，保胆取石再发结石概率高，建议切胆治疗。胆囊壁有慢性炎症，尚需治疗 2 周才能行微创保胆手术。

患者来自外省市，微创保胆意愿非常强烈。于是经过 10 天冲击治疗，彩超、CT 等影像学检查示胆囊壁厚度约 3mm。

2012 年 3 月 30 日，行微创保胆取石手术治疗，取出形状不一、大小不等的胆固醇混合结石48块，最大1.2cm×0.9cm；胆囊呈细长形，大小13.4cm×2.4cm，胆囊黏膜大致正常。一期保胆成功，手术后1周出院。术后半年在当地复查彩超，发现胆囊又有数块结石声影。

此例患者再次证明无力型胆囊由于排空不良，术后结石复发在所难免，对此型胆囊不能姑息，应该切胆没商量。

临
床
实
践
篇